Beltz Taschenbuch 810

Über dieses Buch:
»Dieses Buch ist aus dem Wunsch unserer Patientinnen und Patienten nach einer schriftlichen Anleitung zum Essen entstanden. Wir wenden uns aber auch an Menschen, die, ohne an einer Ess-Störung zu leiden, Probleme in ihrem täglichen Umgang mit der Nahrung haben und gewillt sind, daran etwas zu verändern.« Denn, so die Erfahrung der Autoren aus der jahrelangen Arbeit mit essgestörten Patientinnen und Patienten, die Grenzen zwischen anscheinend normalem Essverhalten und schwerwiegenden Ess-Störungen wie Magersucht und Bulimie sind fließend. Dies belegen eindrücklich die vielen Aussagen von Patientinnen, die neben theoretischen Erläuterungen zu Störungsbildern und der ausführlichen Darstellung diagnostischer Kriterien die ersten drei Kapitel des Buches umfassen. In den folgenden Kapiteln erläutern die Autoren den therapeutischen Ansatz im TCE. Umfangreiche Esspläne und Rezepte, mit denen die Patientinnen zu einem möglichst normalen Essverhalten zurückfinden können, sowie Berichte von Patientinnen über ihre Therapie ergänzen den Ratgeber und machen ihn zu einem praxisnahen und wichtigen Hilfsmittel für Betroffene und Therapeuten.

Die Autoren:
Dr. med. Monika Gerlinghoff und *Dr. med. Herbert Backmund* arbeiten als Ärzte und Psychotherapeuten am Therapie-Centrum für Ess-Störungen (TCE) am Max-Planck-Institut für Psychiatrie in München. Die Autoren haben bereits mehrere Bücher zum Thema Magersucht und Bulimie veröffentlicht. Als Beltz Taschenbuch lieferbar ist auch ihr Ratgeber (zusammen mit Dr. Norbert Mai) *Magersucht und Bulimie – verstehen und bewältigen*, der als Standardwerk zu diesem Thema angesehen werden kann.

Monika Gerlinghoff · Norbert Backmund

Essen will gelernt sein

Ess-Störungen erkennen und behandeln

Unter Mitarbeit von
Vera Baumer und Bernadette Held

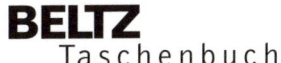

BELTZ
Taschenbuch

Besuchen Sie uns im Internet:
www.Beltz.de

Beltz Taschenbuch 810

© 2000 Beltz Verlag, Weinheim und Basel
Umschlaggestaltung: Federico Luci, Köln
Umschlagabbildung: © Bavaria Bildagentur, München
Innenabbildungen: © TCE, München
Satz: Satz- und Reprotechnik GmbH, Hemsbach
Druck und Bindung: Druckhaus Beltz, Hemsbach
Printed in Germany

ISBN 3 407 22810 4

Inhalt

1. Einführung

Seit über zehn Jahren beschäftigen wir uns am Münchener Therapie-Centrum für Ess-Störungen am Max-Planck-Institut für Psychiatrie (TCE) ausschließlich mit der Behandlung von Patientinnen und Patienten mit Ess-Störungen. In unserem Therapiekonzept spielt das Essen natürlich eine besondere Rolle. Wir sind der Überzeugung, dass Menschen, die sich jahrelang falsch ernährt haben, sei es, weil sie zu viel oder zu wenig, zu selten oder zu oft gegessen haben, neu lernen müssen, vernünftig mit Nahrungsmitteln umzugehen. Viele Fragen haben wir zu beantworten, von Betroffenen, Eltern, sonstigen Angehörigen und Rat suchenden Kollegen.

Dieses Buch ist einerseits aus dem Wunsch unserer Patientinnen und Patienten nach einer schriftlichen Anleitung zum Essen entstanden, andererseits aus unserer Überzeugung, dass sich durch die therapeutische Bearbeitung zugrunde liegender Probleme allein eine Ess-Störung nicht in Wohlgefallen auflöst. Wir wenden uns mit unseren Aufzeichnungen aber auch an Menschen, die, ohne an einer Ess-Störung zu leiden, Probleme in ihrem täglichen Umgang mit Nahrung haben und gewillt sind, daran etwas zu ändern.

Unseren Patientinnen und Patienten möchten wir Rezepte an die Hand geben, wenn sie nach der Behandlung am TCE ihr Leben alleine organisieren und natürlich auch für ihre Ernährung sorgen müssen. Es soll außerdem denen nützlich sein, die sich einer ambulanten Therapie unterziehen, bei der der praktische Umgang mit Nahrung und Ernährung naturgemäß wenig bearbeitet werden kann. Ehemaligen Patientinnen und Patienten, die ihre Ess-Störung längst überwunden haben, kann das Buch in Krisenzeiten Halt sein, nicht wieder in zu wenig oder zu viel Essen abzurutschen.

Zu den Autoren:
Am TCE arbeitet ein multidisziplinäres Team mit den Patientinnen und Patienten. Die eigentliche Ernährungstherapie wird von Diätassistentinnen gestaltet. Das ist eine sehr verantwortungsvolle und zeitweise emotional sehr belastende Aufgabe. Nahezu bei jeder neuen Gruppe richten sich Angst, Wut, Verzweiflung und mitunter auch verbale Aggressionen zuallererst gegen diejenigen, die Art und Menge der Nahrung vorgeben. Aber bald werden die Diätassistentinnen zu vertrauensvollen, glaubwürdigen Ratgeberinnen. Ihr Beitrag in diesem Buch gründet sich auf eine langjährige Erfahrung.

Neben ärztlichen Autoren berichten unsere Patientinnen darüber, wie es ihnen mit ihrer Ess-Störung und der Ernährungstherapie im TCE ergangen ist.

Das leidige Essproblem

In dem Buch über Ernährungspsychologie von V. Pudel und J. Westenhöfer (1998)[1] findet sich schon auf den ersten Seiten die Feststellung: »Die Deutschen essen zu viel, zu fett, zu süß, zu salzig und zu ballaststoffarm.« Zudem essen wir nach unserer Meinung überwiegend zu falschen Zeiten. Als Folge ist eine Gewichtszunahme zu verzeichnen. Im Gesundheitsbericht für Deutschland (1998)[2] heißt es, dass Anfang der 90er-Jahre im Westen Deutschlands 19,5% der Frauen und 17,3% der Männer als übergewichtig zu bezeichnen waren, im Osten 25,5% der Frauen und 20,6% der Männer. Im Westen Deutschlands wurde gegenüber Mitte der 80er-Jahre eine Gewichtserhöhung um fast 3% bei den Frauen und um 2% bei den Männern festgestellt. Im internationalen Vergleich, so heißt es weiter, fällt Deutschland durch einen hohen Anteil Übergewichtiger auf. Der Anteil der Untergewichtigen betrug Anfang der 90er-Jahre, wiederum mit etwas unterschiedlichen Zahlen zwischen Westen und Osten, weniger als 3%.

---

1 Gesundheitsbericht für Deutschland: Gesundheitsberichterstattung des Bundes/Statistisches Bundesamt. Stuttgart: Metzler-Poeschel, 1998.

2 Pudel, V. und Westehöfer, J.: Ernährungspsychologie. Eine Einführung. Göttingen, Bern, Toronto, Seattle: Hogrefe, 1998.

Es kann nun keine Rede davon sein, dass diese nationale Gewichtsbilanz die satte Zufriedenheit einer Wohlstandsgesellschaft widerspiegelt. Wir sind mit uns keineswegs zufrieden. Der Trend geht, was Gewicht und Figur betrifft, klar in die andere Richtung. Das Schlankheitsideal diktiert zumindest in den westlichen Industrienationen die Essgewohnheiten in erheblichem Maße. Gleichsam als Zielfiguren dienen die Models, und diese sind spätestens seit Twiggy schlank, um nicht zu sagen mager. Zu Werbezwecken werden in Modemagazinen und Journalen Frauen präsentiert, deren Gewicht sicherlich im untersten Normbereich liegt. So lautet denn der Auftrag an die Frauen, diesen Auserwählten mit der Traumfigur nachzueifern. Als Preis winkt nicht nur die Attraktivität des eigenen Körpers – den Models wird nämlich unterstellt, dass sie mit ihren idealen Körpermaßen auch den Zustand des Glückes, der vollkommenen Zufriedenheit und der absoluten Coolness erreicht haben. Lohnt es sich für die Frau dafür nicht, zu hungern?

Spätestens seit Fitness zur Tugend erhoben, zur Sinngebung des Lifestyles geworden ist, muss auch der Mann besorgt seine Bundweite betrachten. Körperliche Fitness ist zumindest im Sinne des Lifestyles mit zu viel Pfunden nicht zu vereinbaren. Neben sportlichem Training aller Art ist also eine figurbewusste Ernährung auch zur Sache des Mannes geworden.

Die Hilfen, die es dazu gibt, sind überwältigend. Ob mit dem Prädikat »light«, »fettarm«, »mager« oder »du darfst« versehen, gibt es nahezu alles, was an Speisen oder Getränken vorstellbar ist. Aufdrucke in Kalorien oder Joule erleichtern dem modernen Menschen das Leben nach der Tabelle. Leider ist der Erfolg, im Ganzen gesehen, nicht ermutigend. Pudel und Westenhöfer kommen zu der Feststellung, dass weniger als 15% der Bevölkerung in Bezug auf ihr Gewicht selbst gewählten Idealvorstellungen entsprechen. Das ist natürlich eine ungute Situation. Es ist davon auszugehen, dass nicht wenige Menschen sich immer wieder von neuem darum bemühen, dem ersehnten Ziel von Fitness- und Schönheitsideal wenigstens ein ganz kleines bisschen näher zu kommen. An diese Menschen richtet sich das immense Angebot an Diätvorschriften und Schlankheitskuren. Versprochen wird viel, aber die Erfolge sind – vor allem auf Dauer gesehen – mehr als spärlich.

Gestörtes Essverhalten

Die Frage, warum es für viele Menschen so schwierig und letztlich frustrierend ist, ein individuell angestrebtes Gewicht zu erreichen und zu halten, ist generell nicht zu beantworten. Jedenfalls sind die Lebensumstände für eine geregelte Nahrungsaufnahme schwieriger geworden. Der früher übliche Zeitplan Frühstück-Mittagessen-Abendessen ist durcheinander geraten. Feste Mahlzeiten gibt es eigentlich nur mehr in Institutionen, etwa in Kantinen, Krankenhäusern oder Seniorenheimen. Dadurch, dass immer irgendetwas zu essen verfügbar ist, in kleinen Portionen und handlich verpackt, kann man sich, wann und wo man will, verköstigen. Auch für den »kleinen Snack zwischendurch« ist reichlich gesorgt. Allerdings geht bei dieser Art der Ernährung die Kontrolle leicht verloren. Wir haben das Gefühl, schon tagelang nicht mehr »richtig« gegessen zu haben – Chips und das Bier beim Fernsehen zählen sowieso nicht. So bekommt Essen eine emotionale Funktion: Wir gönnen uns etwas Verbotenes, weil wir sowieso immer zu kurz kommen, ob aus Freude oder aus Ärger, um etwas zu feiern oder aus einer beruflichen Verpflichtung. Danach reden wir davon, dass wir gesündigt haben, aber es wieder in den Griff bekommen. So entsteht ein ständiges Hin und Her zwischen Wollen, Müssen und Nicht-Dürfen.

Dem Wunsch nach einer Traumfigur eifern viele nach – entweder erlegen sie sich selbst diesen Druck auf oder sie geben dem äußeren Druck ihrer Mitmenschen nach. In manchen Berufen ist die Gewichtskontrolle obligatorisch. Dazu gehören professionelles Tanzen, Modeln, viele Sportarten und schließlich jeder Job, bei dem attraktives Aussehen und Fitness zu den Einstellungsbedingungen gehören, z.B. in industriellen Führungspositionen. Wenn der Druck groß genug wird und wiederholte Abmagerungskuren und Diäten nicht den gewünschten Erfolg gebracht haben, werden zusätzliche Methoden zur Gewichtsregulierung eingesetzt wie Null-Diät, Abführmittel, entwässernde Medikamente, willentliches Erbrechen nach einer Diätsünde oder auch exzessive sportliche Aktivitäten. Dies alles zusammen rechnen wir zu einem gestörten Verhalten.

Viele Menschen leben so, ohne dass sie dadurch ernsthaft Schaden nehmen. Trotzdem finden wir dieses Verhalten nicht gut. Wenigstens zwei Gründe möchten wir anführen: Der erste Grund ist, dass ein gestörtes Essverhalten allmählich in eine manifeste Ess-Störung übergehen kann – davon wird noch die Rede sein – der zweite Grund sind die Kinder.

Es ist falsch anzunehmen, dass die Auseinandersetzung mit dem eigenen Gewicht und der Figur ein Problem der Erwachsenen ist. Aus eigenen Erhebungen an knapp 800 Schülerinnen und Schülern der 5. Jahrgangsstufe an Gymnasien in München-Stadt und München-Land wissen wir, dass nicht wenige der 9 bis 13 Jahre alten Kinder (im Schnitt 10,8 Jahre) sich Sorgen um ihre Figur machen. Die Frage: Wolltest du jemals dünner sein? haben 49% der Mädchen und 36% der Jungen bejaht, im Durchschnitt 43% der befragten Kinder. Dieser Prozentsatz stimmt ziemlich genau mit vergleichbaren Untersuchungen aus den USA, aus Israel und aus Australien überein. Die Frage: Hast du jemals versucht abzunehmen?, haben in unserer Untersuchung 34% der Mädchen und 30% der Jungen bejaht, im Schnitt 33% der befragten Kinder. Auch dieser Prozentsatz entspricht exakt den Untersuchungsergebnissen aus den genannten Ländern.

Bei unserer Untersuchung äußerten zwischen 83% und 92% der als übergewichtig eingestuften Kinder den Wunsch, dünner sein zu wollen, und in der gleichen Größenordnung haben Kinder bereits Abnehmversuche hinter sich. Dieses Ergebnis mag trivial erscheinen, aber wir können uns gut vorstellen, unter welchen psychischen Belastungen diese übergewichtigen Kinder aufwachsen.

Mithilfe von geeigneten Fragebögen haben wir verschiedene psychosoziale Faktoren ermittelt, die auf Einstellungen und Verhaltensweisen der Kinder, das Essen betreffend, Einfluss nehmen. Als besonders bedeutsam hat sich das Diätverhalten der Eltern, in erster Linie der Mütter, herausgestellt.

Im Klartext bedeuten diese Zahlen, dass ungefähr jedes zweite Mädchen und jeder dritte Junge etwa im Alter von 11 Jahren mit seiner Figur unzufrieden ist. Die Frage, woher das kommt, können wir nicht einfach beantworten. Sicher gibt es alle möglichen Einflussfaktoren, und natürlich gehören auch die Medien dazu. An der prägenden Rolle der Eltern, vor allem der Mütter, besteht kein

Zweifel. Wir finden den Anteil von mehr oder weniger Essgestörten in dieser Altersgruppe so gravierend, dass wir ein Problembewusstsein bei den Eltern in ihrer Vorbildfunktion auch für das Essen einfordern möchten. Wenn jemand eine Abmagerungskur nach der anderen durchführt oder nach dem Essen erbricht oder sonst etwas Ungesundes für seine schlanke Linie tut, dann ist das seine Sache, solange er ohne Kinder lebt, deren Essverhalten maßgeblich in der Familie geprägt wird.

Auch die Gruppe der Gleichaltrigen (peer-group) ist nicht ohne Einfluss auf das Figurbewusstsein jedes individuellen Kindes. Da spielt z.B. eine Rolle, was die »Coolen« in den Schulpausen essen. Das mütterliche Pausenbrot ist längst »out«, also eher von negativem Wert für das Ansehen. Was es an einem Kiosk in der Schule oder in erreichbarer Nähe gibt, ist »in«. Zumindest in Bayern bestimmt weitgehend der jeweilige Hausmeister einer Schule, was den Kindern angeboten wird, z.B. eine Pizza oder Hot Dogs oder Pommes mit Ketchup und Cola.

Ess-Störungen

Essgestörtes Verhalten ist, für sich genommen, keine Krankheit. Es ist nicht bekannt, wie viel auch junge Menschen so leben, ohne an einer Ess-Störung wie Magersucht oder Bulimie zu leiden, denn nicht jedes Mädchen, das seine Nahrung kontrolliert und schon ein Paar Pfunde abgenommen hat, ist magersüchtig, und nicht jeder Jugendliche, der sich gelegentlich über die Maßen voll stopft, leidet an einer Bulimie (Stierhunger). Aber für einige bedeutet ein derartiges Verhalten den Beginn einer schwerwiegenden Ess-Störung.

Im medizinischen Sinn sind Ess-Störungen seelische Krankheiten. Wir unterscheiden im Wesentlichen drei Formen:
– die Magersucht (Anorexia nervosa),
– die Ess-Brech-Sucht (Bulimia nervosa oder Bulimie),
– die Ess-Sucht (Binge-Eating-Störung).
Diese drei Formen können in unterschiedlicher Häufigkeit in-

einander übergehen. Von Ess-Störungen betroffen sind in erster Linie Mädchen und junge Frauen zwischen 12 und 25 Jahren, sehr selten, etwa im Verhältnis 1:20, erkranken auch Jungen. Die Häufigkeit der Magersucht wird im internationalen Schrifttum auf 0,5–1% der Frauen in dieser Altersgruppe, die der Bulimie auf 2–5% geschätzt.

Die einzelnen Merkmale, die für die Diagnose einer bestimmten Ess-Störung Voraussetzung sind, werden in den zwei international gebräuchlichen Klassifikationssystemen beschrieben: Das Klassifikationsschema der Weltgesundheitsorganisation »International Classification of Diseases« (ICD) umfasst alle Krankheiten, die es gibt. Gebräuchlich ist jetzt die 10. Fassung (ICD-10). Das zweite Klassifikationssystem beschränkt sich auf psychische Störungen – das von der Amerikanischen Psychiatriegesellschaft erarbeitete »Diagnostic and statistical Manual of Mental Disorders« (DSM) ist seit 1994 in der 4. Fassung (DSM-IV) zur Verfügung. In beiden Klassifikationssystemen sind die verschiedenen Ess-Störungen in vergleichbarer Weise definiert, mit einigen Unterschieden, die hier nicht näher erläutert werden sollen. Klassifikationssysteme sind naturgemäß starre Schemata, gegen die man Einwände bringen kann, sie sind aber unverzichtbar für eine Verständigung unter Fachleuten und für die Forschung.

Wir benützen am Münchner TCE das System DSM-IV. Die einzelnen Diagnosekriterien für die wichtigsten Ess-Störungen stellen wir im Folgenden in etwas vereinfachter und verkürzter Form dar:

1. Magersucht (Anorexia nervosa):
A) Niedriges Körpergewicht (weniger als 85% des zu erwartenden Gewichts)
B) Große Angst vor Gewichtszunahme
C) Körperschemastörung
   – übertriebener Einfluss des Gewichts auf die Selbstbewertung
   – Krankheitsverleugnung
D) Amenorrhö
      Subtypen: restriktiver Typ
      binge-purging-Typ

Die Diagnosekriterien für die Magersucht wurden im Laufe der letzten 20 Jahre in den verschiedenen Versionen immer wieder leicht modifiziert bzw. ergänzt. In der 4. Fassung des DSM von 1994 wurde unter anderem die Unterscheidung von zwei Typen (restriktiver Typ und binge-purging-Typ) neu eingeführt. Diese Gegenüberstellung von zwei Typen von Kranken ist bedeutsam, nicht zuletzt, weil es den Diagnostiker veranlasst, nach gewichtsreduzierenden Maßnahmen über das reine Fasten hinaus zu fahnden.

Die Gewichtsabnahme durch Hungern und Bewegung alleine ohne Erbrechen oder Gebrauch von Medikamenten zum Abführen und zur Entwässerung entspricht der ursprünglichen klassischen reinen Magersucht. Diese restriktiven Typen sind oft in der Verweigerung der Nahrungsaufnahme am radikalsten und manchmal besonders hartnäckig in der Abwehr jeglicher therapeutischer Angebote.

Die Einführung des binge-purging-Types trägt der Tatsache Rechnung, dass ungefähr 60% der restriktiv Magersüchtigen ihr reines Hungersystem nicht mehr aufrechterhalten können. Es kommt zunächst gelegentlich, dann öfters zu Heißhungeranfällen, in denen all das verschlungen wird, was die Kranken lange entbehrt haben, also zu bulimischem Verhalten. Medizinische Komplikationen sind bei den beiden Anorexie-Typen etwas unterschiedlich.

---

2. Bulimie (Bulimia nervosa):

A) Heißhungerattacken

B) Kompensatorische Maßnahmen zur Vermeidung einer Gewichtszunahme.

C) Frequenz der Heißhungerattacken und der kompensatorischen Maßnahmen mindestens zweimal pro Woche über drei Monate

D) Ausgeprägte Abhängigkeit des Selbstwertgefühls von Körpergewicht und Figur

E) Störung tritt nicht ausschließlich bei einer Episode von Anorexia nervosa auf

    Subtypen: purging-Typ

    non-purging-Typ

Als eigene Krankheit wurde die Bulimia nervosa erst Ende der 70er-Jahre beschrieben und danach auch in die Diagnoseschemata aufgenommen. Im Unterschied zur Anorexia nervosa mit bulimischen Verhaltensweisen (binge-purging-Typ) ist das Gewicht nicht in den Diagnosekriterien enthalten. Patientinnen/Patienten mit Bulimie haben oft ein normales Gewicht. In der 4. Fassung des DSM wurde auch für die Bulimie eine Spezifizierung von zwei Typen neu eingeführt, nämlich der purging-Typ, der alle als charakteristisch geltenden Verhaltensweisen aufweist, und ein anorektischer Typ (non-purging) mit Fasten und gesteigerter Bewegung zur Regulierung des Gewichtes nach den Essattacken.

Den Diagnosekriterien des DSM-IV entsprechend müssen Heißhungeranfälle »im Durchschnitt über drei Monate mindestens zweimal wöchentlich« auftreten. Diese Zeitangaben mögen recht willkürlich erscheinen – weil aber zu viel Essen und anschließendes selbst herbeigeführtes Erbrechen zur Vermeidung unerwünschter Rundungen wohl nicht selten vorkommt und man dann zwar von gestörtem Essverhalten, aber nicht von einer Ess-Störung sprechen sollte, haben diese künstlich wirkenden Zeitangaben als Konvention ihren Sinn. Die Zahl derer, die ein bulimisches Verhalten zeigen, ist sicher weitaus größer als die Zahl derjenigen, die in ärztlichen oder psychotherapeutischen Praxen zur Behandlung kommen. Dies gilt nicht zuletzt für Männer, die sich offenbar besonders schwer tun, sich wegen einer Ess-Störung behandeln zu lassen. Die Kombination mit einem Missbrauch oder einer Abhängigkeit von Substanzen (Drogen, Alkohol) ist bei der Bulimia nervosa höher als bei der Magersucht.

3. Atypische (nicht näher bezeichnete) Ess-Störungen
A) alle Kriterien für Anorexia nervosa erfüllt, außer Amenorrhö
B) alle Kriterien für Anorexia nervosa erfüllt, aber Körpergewicht liegt im Normbereich
C) alle Kriterien für Bulimia nervosa erfüllt, aber Heißhungerattacken und Kompensationsmaßnahmen seltener
D) regelmäßige Anwendung einer Gewichtszunahme gegensteuernder Maßnahmen durch eine normalgewichtige Person nach Verzehr kleiner Nahrungsmengen

E) wiederholtes Kauen und Ausspucken großer Nahrungsmengen
F) Binge-Eating-Störung: wiederholte Episoden von »Essattacken« ohne einer Gewichtszunahme gegensteuernde Maßnahmen

Wie schon erwähnt, gibt es Patientinnen/Patienten, die ohne jeden Zweifel an einer Ess-Störung leiden, die aber bei buchstabengetreuer Anwendung der Diagnosekriterien[1] nicht in eine der definierten Ess-Störungen einzuordnen sind. Nach unserer Erfahrung am TCE beträgt der Anteil dieser diagnostischen Kategorie (NNB) weniger als 20%.

4. Ess-Sucht (Binge-Eating-Disorder)
A) Wiederholte Episoden von Heißhungerattacken
B) Die Heißhungerattacken treten gemeinsam mit mindestens drei der folgenden Symptome auf:
   – wesentlich schneller essen als normal
   – essen bis zu einem unangenehmen Völlegefühl
   – Essen großer Nahrungsmengen ohne Hunger
   – alleine essen aus Verlegenheit über die Menge
   – Ekelgefühle, Deprimiertheit oder große Schuldgefühle bezüglich des Essens
C) Es besteht deutliches Leiden bezüglich der Heißhungerattacken
D) Die Heißhungerattacken treten an mindestens zwei Tagen in der Woche für sechs Monate auf.

Bei dieser Störung treten Heißhungeranfälle auf, ohne dass gewichtsregulierende Maßnahmen (Fasten, Erbrechen, Abführmittel, exzessive Bewegung o. Ä.) praktiziert werden. Die Folge ist eine mehr oder weniger stetige Gewichtszunahme. Ein Teil der adipösen jungen Menschen leidet an dieser Art von Ess-Störung.

---

1 Diagnosekriterien nach: Saß, H., Wittchen, H.-U. und Zaudig, M.: Diagnostisches und Statistisches Manual Psychischer Störungen DSM-IV. Göttingen, Bern, Toronto, Seattle. Hogrefe, 1996.

Die Körpermasse

Ebenso wie definierte Diagnosemerkmale benötigen wir natürlich auch ein international akzeptiertes Mess-System, wenn es um die Begriffsbestimmung von Übergewicht oder Untergewicht oder Normalbereiche geht.

Lange Zeit wurde das Normalgewicht eines Menschen nach der Formel: Körperhöhe in cm minus 100 berechnet. Eine 1,72 m große Person hat demnach ein Normalgewicht von 72 kg. Dem Normalgewicht wurde das so genannte Idealgewicht gegenübergestellt – bei Frauen liegt das Idealgewicht (IBW – Ideal Body Weight) 15% unter dem Normalgewicht, bei Männern 10% darunter. Eine 1,72 m große Frau hat demnach ein Idealgewicht von 61,2 kg, ein ebenso großer Mann ein Idealgewicht von 64,8 kg.

In den letzten Jahren hat sich die Verwendung des so genannten Körper-Masse-Index (BMI/Body Mass Index) auch in Deutschland durchgesetzt. Der BMI berechnet sich nach folgender Formel: Gewicht (kg) : Körpergröße (m^2). Als Normbereich gilt für Frauen ein BMI von 19 bis 24, für Männer ein BMI von 20 bis 25. Übergewicht im Sinne einer Adipositas liegt bei einem BMI von 30 und höher vor, Untergewicht bei einem BMI unterhalb von 19 bei Frauen bzw. unterhalb von 20 bei Männern. Die eingangs aus dem Gesundheitsbericht für Deutschland zitierten Prozentsätze für Übergewichtige bzw. Untergewichtige sind nach diesen BMI-Werten definiert.

Für die Diagnose einer Anorexia nervosa nach DSM-IV ist ein BMI von 17,5 oder weniger festgelegt.

Der BMI gilt für erwachsene Menschen, etwa ab dem 18. Lebensjahr. Für Kinder und Jugendliche ab dem 10. Lebensjahr gibt es BMI-Perzentilenkurven für jedes Geschlecht und verwendbar für den Altersbereich 10 bis 25 Jahre, auf denen das tatsächliche Gewicht bezüglich Über- oder Untergewicht beurteilt werden kann.

Die Steuerung der Nahrungszufuhr

Es gibt viele Vorstellungen und Erkenntnisse über Einflüsse auf die Nahrungszufuhr, über Hunger und Sättigung, über den täglichen Energiebedarf, bezogen auf die Art der Betätigung. Wir haben fundierte, experimentell belegte Erkenntnisse über hormonelle (neuroendokrine) Mechanismen und die Rolle von Überträgerstoffen, den so genannten Neurotransmittern (z.B. Serotonin) im Gehirn für das Nahrungsverhalten. Wir wissen auch, in welcher Hirnregion wichtige Steuerungsmechanismen lokalisiert sind (im Hypothalamus), und es gibt sehr eindrucksvolle klinische Beobachtungen über das pathologische Ess- und Trinkverhalten von Menschen, bei denen diese Region z.B. durch Verletzungen beschädigt wurde. Die als Frage formulierte Feststellung, warum wir zu viel, zu fett, zu süß und zu salzig essen, ist mit diesen Erkenntnissen nicht zu beantworten. Das 1993 entdeckte Hormon Leptin hat bis jetzt wichtige Befunde auch im Zusammenhang mit Magersucht und Bulimie ergeben – die anfängliche Hoffnung auf ein einfaches Erklärungsmodell, z.B. der Gewichtsregulierung oder von Übergewicht, hat sich nicht erfüllt. In der in dem Buch von Pudel und Westenhöfer dargelegten so genannten »Set-Point-Theorie« könnte das Leptin als Messwertgeber funktionieren, wodurch die möglicherweise genetisch determinierte Körperfettmenge reguliert wird. Vielleicht ist es eines Tages möglich, durch die Bestimmung des Blutspiegels von Leptin (oder eines anderen Hormons) das »biologische Idealgewicht« eines Individuums zu bestimmen. Das wäre ein sehr großer Fortschritt in der Behandlung von Ess-Störungen, aber vorläufig sind wir nicht so weit.

Die Einflüsse auf die Regulierung unseres Essverhaltens sind also sehr komplex. Am wenigsten, so könnte man sagen, essen wir – in der modernen Industriegesellschaft – aus Hunger. Ebenso unterliegt krankhaftes Essverhalten, ob zu viel oder zu wenig, vielschichtigen Einflüssen. Das heißt, die Ursachen der Ess-Störungen entsprechen nicht einem einfachen Modell – wir sprechen von einer multifaktoriellen Genese. Hier sollen nicht die vielfältigen individuellen, familiären oder soziokulturellen Bedingungen erörtert werden, die zur Manifestation und Aufrechterhaltung von Ess-Störungen beitragen. Bei der Ursachendiskussion müssen wir die wichtigsten Ess-Störungen, nämlich Anorexia nervosa und Bulimia nervosa, getrennt betrachten. Am meisten Erkenntnisse gibt es über die Anorexia nervosa, gesammelt in den letzten 100 Jahren. Es gibt einige wissenschaftliche Arbeiten, die eine Zunahme der Anorexie in den letzten 50 Jahren nachweisen. Kritische Stimmen wenden ein, dass das verstärkte Interesse in den Medien und eine deutlich verbesserte medizinische Versorgung eine Zunahme der Häufigkeit vortäuschen. Möglicherweise hat es verschiedene Zeiten gegeben, in denen soziokulturelle Bedingungen das Auftreten von Anorexie begünstigt haben. Eine derartige Periode könnte in den 70er- und 80er-Jahren des letzten Jahrhunderts, zumindest in Paris und in London, bestanden haben. Die Anzahl der Erörterungen in medizinischen Journalen dieser Zeit lassen dies annehmen. Auch einige Gemälde aus dieser Zeit, zumindest, soweit sie dem Symbolismus zugerechnet werden, dokumentieren ein weibliches Schönheitsideal, das den heutigen Models durchaus ähnlich ist.

Trotz sich dramatisch ändernder soziokultureller Einflüsse bleibt die Anorexia nervosa eine seltene Krankheit. Wir nehmen an, dass bei der Magersucht eine genetische Disposition mitspielt. Studien zum Auftreten dieser Krankheit bei eineiigen Zwillingen und in Familien legen dies nahe. Eine genetische Disposition, wie sie auch in der oben erwähnten Set-Point-Theorie zur Körperfettmasse angesprochen ist, könnte plausibel erklären, warum in einzelnen Familien zwar unterschiedliche psychische Auffälligkeiten, etwa unter Geschwistern, vermehrt auftreten, aber nur bei einem Geschwister eine Magersucht. Eine genetische Disposition könnte auch die klinische Erfahrung gut erklären, warum Magersüchtige, die ihre Krankheit erfolgreich überwunden haben, auch noch nach Jahren während einer aktuellen Krise in die alten Verhaltensmuster der Nahrungsverweigerung zurückfallen können. Diese Tendenz zu einem situationsabhängigen Rückfall erinnert sehr an Menschen, die das (wirkliche) Rauchen oder das Trinken überwunden haben. Die potentiell Gefährdung für einen Rückfall bleibt vermutlich lebenslang, und es ist eine bewusste Handlung, auch in einer Krise nicht wieder zu Nikotin oder Alkohol zu greifen. Auch bei diesen Süchten muss eine genetische Disposition zu derartigem unvernünftigem Verhalten unterstellt werden. Weder bei der Nikotinsucht noch beim Alkohol, aber auch nicht bei der Anorexia nervosa kann das Postulat einer genetischen Disposition, einer erhöhten Vulnerabilität als Entschuldigung dafür gelten, eine eigenverantwortliche Lebensführung gar nicht erst zu versuchen.

Es ist ein wichtiges Prinzip unseres Behandlungskonzeptes, unsere Patientinnen und Patienten zu ermutigen, die Verantwortung für ihre Krankheit und ihre Überwindung selbst zu übernehmen. Dazu ist es notwendig, sich an die Anfänge zu erinnern, dem Weg in die Krankheit nachzuspüren, sich die eigenen Verhaltensweisen vor Augen zu führen. Schriftliche Aufzeichnungen sind eine sehr gute Möglichkeit, Rückbesinnungen und Selbstanalysen Ausdruck zu verleihen.

Thema Essen: Gedanken und Aussagen

Die folgenden Gedanken und Aussagen unserer Patientinnen zum Thema Essen beschließen diese Einführung.

»Essen – essen – essen, essen – schmecken, essen – schlucken, essen – essen – essen – essen – schmecken, essen – schlucken …«

❖

»Mein absoluter Kindheitstraum: eine Milchschnitte 100 m lang immer wieder beißen, kauen, schlucken, beißen, kauen, schlucken, beißen, kauen … «

❖

»Voll bin ich, fett bin ich, gleichgültig bin ich. Meine Mutter macht eine Diät nach der anderen, um abzunehmen, während sie die anderen Familienmitglieder mästet.«

❖

»Mein Vater ist übergewichtig, ist es immer gewesen. Bei ihm ist Essen der absolut wichtigste Lebensinhalt.«

❖

»Bei meiner Großmutter folgt eine Mahlzeit nach der anderen. Sie will uns etwas Gutes tun, wie sie immer sagt. Offenbar kennt sie keinen anderen Ausdruck von Zuneigung, als uns voll zu stopfen.«

❖

»In meiner Familie wurde schon immer gerne und viel gegessen. Meine Eltern sind beide übergewichtig. Sie essen in jeder Lust- und Frustsituation.«

❖

»Mein Vater hat uns vermittelt, dass er dicke Frauen widerlich findet. Ich habe ihm immer gefallen wollen, und darum war es für mich selbstverständlich, dass ich kein Gramm Fett ansetze.«

❖

»Mein Vater ist gertenschlank und legt viel Wert auf seine Figur und die Figur seiner Frauen.«

❖

»Die Liste der Dinge, die sich meine Eltern für mich zur Abwendung meines Übergewichtes einfallen ließen, würde Seiten füllen.«

❖

»Seit ich denken kann, ist Figur und Dünnsein in unserer Familie ein zentrales Thema.«

❖

»Mein Vater teilt die Menschheit in »dick« und »dünn« ein. Dicke Menschen sind verachtenswürdig, dünne begehrenswert und attraktiv.«

❖

»Feiertage und Feste sind in unserer Familie ein willkommener Anlass, alles in sich reinzustopfen, so als stünde eine Hungersnot bevor. Danach wird die Verzweiflung groß und die neueste Diät steht auf dem Plan.«

❖

»Ich aß nie regelmäßig, dafür aber unregelmäßig und fast nur süßes Zeug.«

❖

»Ich wechselte ständig zwischen Hunger- und Fressphasen.«

❖

»Meine Eltern behaupten, dass ich als Kleinkind immer noch ein zweites Glas Babynahrung wollte – wenn ich es nicht bekam, brüllte ich angeblich, bis ich rot und blau anlief.«

❖

»Meine Mutter startete fast täglich eine neue Diät und versuchte, mich eigentlich von früher Kindheit an anzuspornen mitzumachen.«

❖

»Vor jeder Diät schwöre ich mir, ich werde mein Leben verändern.«

❖

»Solange ich denken kann, war ich fett. Ich konnte meine Klassenkameraden so weit beeinflussen, dass ich sogar mit ihnen über die andere Fette in der Klasse lästerte. Sie trug immer hautenge Jogginganzüge und achtete nicht auf ihr Äußeres. Mir war früh bewusst, Fette müssen mehr bieten als Dünne, um anerkannt zu sein. Ich versuchte immer, mit Musik, Witz, Zuwendung oder verrücktem Künstlerimage die Aufmerksamkeit auf mich zu lenken.«

❖

»Solange ich denken kann, hat meine Mutter massenhaft Abführmittel eingenommen. Heute hat sie total kaputte Nieren und muss dreimal die Woche für fünf Stunden an die Dialyse.«

❖

»Schon als Kind wurde ich aufgezogen, weil ich dicker war als andere Kinder. Schon damals investierte ich mein ganzes Taschengeld in Süßigkeiten.«

❖

»Ab einem bestimmten Zeitpunkt war mein Leben nur noch beherrscht von dem Gedanken, abnehmen zu müssen. Ich war hin- und hergerissen zwischen meinem Aussehen und der Gier nach Süßigkeiten. Beim Essen kann ich mich betäuben und ablenken, vergessen, mich bestrafen, mir etwas gönnen.«

❖

»In meiner Klasse waren nur die »in«, die zu den Dünnen zählten. Alle anderen wurden total ausgestoßen.«

❖

»Ich muss mich wieder finden in dem Wust von Nahrungsmitteln, dem Schlankheitswahn, der Selbstverachtung und dem Selbstbetrug.«

2. Ess-Störungen aus der Sicht von Betroffenen

Gestörtes Essverhalten ist in den westlichen und östlichen Industrieländern ein verbreitetes Phänomen. In Entwicklungsländern, dort, wo es zu wenig Nahrung gibt, spielt es keine Rolle.

Gestörtes Essverhalten kann eines Tages in eine Ess-Störung mit Krankheitswert übergehen. Im Wesentlichen sind dies Magersucht, Bulimie, Binge-Eating-Störung und nicht näher bezeichnete Ess-Störungen, unter denen sich nicht wenige Menschen mit Adipositas verbergen.

Im Folgenden beschreiben Patientinnen des TCE ihren Weg in die Ess-Störung, ihr Krankheitsverständnis und ihren Krankheitsgewinn. Wir lernen daraus, dass Ess-Störungen zumindest über lange Zeit einen Sinn, eine Funktion im Leben der Betroffenen erfüllen und bald weit entfernt sind von Schönheitsideal und Schlankheitswahn. Ess-Störungen werden zum Leistungsbeweis, zu Macht und Stärke, sie sind Sprache inmitten von Sprachlosigkeit, Ausdruck von Eigenständigkeit und Abgrenzung von den Eltern inmitten von Ohnmacht und Ausweglosigkeit. Sie sind Schutz und Trost in Einsamkeit und Isolation.

»Alles war so hoffnungslos und ausweglos. Der einzige Triumph, den ich hatte, war mein Hungern. Es war die Macht, die Gewalt, die Beherrschung über meinen Körper. Es machte mir richtig Spaß, mich zu quälen, meinen Körper zu spüren, das Brennen, die Leere im Inneren, den Hunger. Alle machten sich Sorgen um mich, sogar mein Stiefvater. Das genoss ich sehr. Er versuchte, mich zum Essen zu zwingen, und das war meine tiefe Genugtuung, weil niemand, aber auch niemand mich dazu zwingen konnte, etwas zu essen, was ich nicht wollte. Ich allein bestimmte über meinen Körper, ich machte alle anderen hilflos. Es war das erste Mal in meinem Leben, dass ich stark war, und das genoss ich unendlich. Ich bemerkte, dass meine Eltern fast umkamen vor Sorgen um mich, und das gab mir ein gutes Gefühl. Das Verhältnis zu meinem Vater wurde erstmals etwas besser. Ich bemerkte an seiner Angst und Sorge um mich, dass er mich doch wohl ein bisschen gern haben musste. Bis dahin hatte ich immer das Gefühl, dass nur mein Bruder allein zählte, nicht aber ich. Aber diese Sorge und diese Angst, die ich erstmals bei meinen Eltern spürte, ihr Interesse an meiner Existenz, brachten mich dazu, immer weiter und immer fanatischer zu hungern. Es war ein so unendlich gutes Gefühl, endlich wahrgenommen zu werden. Ich gönnte mir nichts. Ich ging radikal mit mir um, jeden Tag weniger Kalorien und jeden Tag mehr Kalorienverbrauch durch exzessiven Sport. Ich joggte, ich schwamm eine Bahn nach der anderen, täglich mehr. Auch wenn mir schon schwarz vor Augen war, ich kämpfte weiter. Ich wollte meinen Körper bis an die letzte Grenze bringen.«

»Ich wünschte mir so sehr, dass sich endlich jemand Sorgen um mich machte, dass jemand in meiner Familie begriff, dass es mir nicht gut ging. Mein Fressen und Kotzen war ein Hilferuf, und so habe ich das alles nicht sehr heimlich gemacht. Über lange Zeit bemerkte es dennoch niemand, dass ich mich nach jedem normalen Essen übergab. Schließlich gab ich mir überhaupt keine Mühe mehr, weil ich mir so sehr wünschte, dass mich jemand auf meine Ess-Störung ansprach. Zuerst machte meine Mutter mir Vorwürfe, mein Vater reagierte natürlich wie immer überhaupt nicht. Aber dann erklärte mir meine Mutter nach kurzer Zeit, sie wolle sich da raushalten. Einmal sagte sie sogar, du wirst schon wissen, was du tust, aber putz bitte danach das Klo richtig, und drückte mir einen Putzlappen in die Hand. Das hat mich so zutiefst gekränkt, dass ich mir schwor, ihr zu zeigen, wie schlecht es mir ging. Das war der Anfang meines Hungerns, und ich hungerte und hungerte und nahm mir vor, dünner zu werden als das dünnste Model. Manchmal träumte ich davon, irgendwann einmal auf einer Intensivstation zu landen, und wünschte mir, dass dann mein Vater begreifen würde, was seine mich so zutiefst kränkende Ignoranz an meiner Person bewirkt hatte.«

»Ich nahm im Jugendalter, so in der Zeit ab meinem 15. Lebensjahr, einige Kilo zu. Davor hatte ich immer eine knabenhafte Figur. Meine Eltern machten mich bald darauf aufmerksam, denn auch für sie war eine perfekte, dünne Figur das Ein und Alles. Sie zeigten mir, dass ihnen meine fülligen Oberschenkel missfielen. Ich begann mit Diäten und Sport und nahm ziemlich schnell ab, vor allem, weil ich mir alles verbot, was dick machen konnte, sämtliche Süßigkeiten, alle fettigen Speisen. Ich genoss es, wie alle immer größere Augen bekamen und eines Tages erklärten, jetzt sei es genug, jetzt solle ich aufhören zu hungern, jetzt hätte ich meine Traumfigur erreicht. Aber ich dachte gar nicht daran. Ich wollte es allen beweisen. Ich wollte ihnen zeigen, dass ich etwas kann, was sie alle gern können würden, es aber niemals schafften. Ich konnte ohne Essen leben. Ich reduzierte die Kalorien immer weiter und trieb immer heftiger Sport. Ich fühlte mich mächtig, gleichzeitig spürte ich die wachsende Ohnmacht in der Familie. Sie versuchten, mir mehr Nahrung aufzudrängen, kontrollierten mich in Bezug auf Essen und Sporttreiben, wo ich ging und stand, und trotzdem gelang es mir, sie zu täuschen. Schließlich entzog ich mich ihnen immer mehr, verbrachte die meiste Zeit, wenn ich überhaupt zu Hause war, in meinem Zimmer, nahm keine Mahlzeiten mehr mit der Familie ein und war stolz auf meine Hungerleistung.«

❖

»Ich denke, ich bin in diese furchtbare Magersucht geraten, weil ich nicht erwachsen werden wollte. Ich wollte schon immer jünger sein als ich bin. Ich wollte die Kleine, Süße, Hilflose in der Familie bleiben, die man beschützen muss und zu der man nett sein muss, der man niemals wehtun darf. Das gelang mir auch über viele Jahre, bis mein jüngerer Bruder geboren wurde. Plötzlich stand er im Mittelpunkt und ich musste abtreten. Eines Tages begriff ich, dass ich meinen Körper und mein Erwachsenwerden manipulieren konnte, und zwar durch Hungern und Sporttreiben. Meine Brüste, die sich schon entwickelt hatten, entwickelten sich wieder zurück. Meine Periode blieb aus. Vor ihr hatte ich mich ohnehin nur geekelt, weil sie das greifbare Zeichen dafür war, dass ich nun kein kleines Mädchen mehr war. Ich teilte die Nahrungsmittel in erlaubte und verbotene ein. Schließlich war nichts mehr erlaubt außer Gurken und grünen Äpfeln sowie Mineralwasser. Um meinen Hunger zu bewältigen, aß ich lange Zeit Kaugummi, aber auch das verbot ich mir eines Tages aus Sorge, ich könnte nicht rasant genug abnehmen.«

❖

»Als ich in die Pubertät kam, hasste ich am meisten meine Brüste, die sich so langsam entwickelten. Ich hatte Angst vor einer weiblichen Figur und wollte sie unbedingt verstecken. Ich weigerte mich, einen BH zu tragen, und zog meine alten Unterhemden an, die ich so fest in die Unterhose steckte, dass ich flach wie ein Brett war. Kalorienzählen wurde zu meinem Lebensinhalt. Es machte mir wahnsinnigen Spaß und ich war stolz, dass ich so diszipliniert war und alles gut im Griff hatte. Ich dachte mir, dann würde ich so bleiben, wie ich bin, doch das war nicht so. Ich nahm immer mehr ab, nicht so, dass ich es richtig mitbekam, denn ich wog mich nur selten. Aber dann verlor ich absolut die Kontrolle über mich selber. Es war, als würde ich das gar nicht tun, sondern jemand anderes in mir zwang mich, nicht aufzuhören, jeden Tag weniger Kalorien zu mir zu nehmen und jeden Tag mehr zu trainieren. Auch als ich das längst nicht mehr wollte. Als ich sogar Angst hatte, weiter abzunehmen, zwang mich irgendetwas in mir, es dennoch zu tun.«

»Schon als Kind habe ich wenig gegessen. Ich war, so lange ich denken kann, sehr dünn. Schlanksein gehörte zu mir und ich wurde oft darauf angesprochen, ich glaube auch beneidet. Als ich dann in die Pubertät kam und auf einmal feststellte, dass ich 50 kg wog, brach für mich eine Welt zusammen. Ich hasste mich, war unzufrieden und aggressiv und setzte mir in den Kopf, mindestens 5 kg abzunehmen. Angefangen hat es damit, dass ich mit allen Mitteln versuchte, Mahlzeiten mit der Familie aus dem Weg zu gehen, was so im Alltagsleben ganz gut gelang, aber schlimm war es in den Ferien. Ich kaufte mir eine Kalorientabelle und erstellte Pläne, wie ich denn noch weiter abnehmen könnte. Das Erste, was ich machte, wenn ich morgens aufstand, war, mich zu wiegen, und das Letzte, was ich vor dem Zubettgehen tat, war auch, mich zu wiegen. Tagsüber wog ich mich bis zu zehnmal. In sportlichen Aktivitäten steigerte ich mich von Tag zu Tag. Erst wenn ich total erschöpft war, gab ich mich zufrieden. Ein weiteres Mittel von mir war, mich viel zu heiß baden und danach mit vielen Decken ins Bett zu gehen, damit ich richtig schwitzte, um abzunehmen. Auch meine Saunabesuche waren viel zu lang, vor allem, weil ich mir jegliches Trinken verbot. Als mir das Abnehmen trotzdem nicht schnell genug gelang, wie ich mir vorstellte, habe ich versucht zu erbrechen. Ein weiterer Grund, warum ich erbrechen wollte, war, dass ich dann keinen Streit mehr mit meinen Eltern bei Tisch bekam, wenn ich zu wenig, zu langsam aß und weiterhin versuchte, möglichst

Mahlzeiten mit der Familie ausfallen zu lassen. Die Harmonie in der Familie war mir stets sehr wichtig. Anfangs ekelte es mich und ich habe nur sehr wenig erbrochen, jedoch versuchte ich es immer wieder. Ich steckte mir den Finger in den Hals und würgte so lange, bis etwas kam. Mit der Zeit funktionierte es. Obwohl ich wenig aß, wollte und konnte ich nichts mehr behalten. Beim Essen trank ich viel, damit ich besser erbrechen konnte. Die Vorstellung, mit gefülltem Magen bzw. aufgeblähtem Bauch etwas zu unternehmen oder auszugehen, war für mich unvorstellbar geworden. Mein Lebensinhalt hieß Dünnsein, möglichst die Dünnste in meiner Umgebung. Zum Schluss habe ich entweder gar nichts mehr gegessen, nur getrunken oder das Gegessene sofort wieder erbrochen. Wenn ich keine Gelegenheit zum Erbrechen hatte, flippte ich total aus. Mein Tag war genau durchgeplant. Alles drehte sich um Essen oder Nichtessen, um Erbrechen- oder Nichterbrechenkönnen. Geriet mein Plan durcheinander, flippte ich völlig aus. Ich schrie und schlug auf mich ein. Manchmal hatte ich Angst vor mir selbst. Mein Essverhalten wurde immer rigider. Zum Schluss konnte ich nicht einmal mehr einen Joghurt oder einen Apfel bei mir behalten. Alles musste raus aus meinem Körper. Der Gedanke, Nahrung im Körperinneren zu haben, machte mich wahnsinnig. Wenn ich einen Schwächeanfall hatte, war das das höchste Glücksgefühl für mich. Es war eine Art Selbstbestätigung. Wenn mir der Magen knurrte und ich völlig kraftlos war, dann war ich zufrieden. Je weiter meine Klamotten wurden, desto besser habe ich mich gefühlt. Mein Körper, d.h. mein Immer-Dünner-Werden war mir das Wichtigste.«

❖

»Meine Ess-Störung hatte zwei Gesichter. Zum einen aß und trank ich den ganzen Tag nichts, zum anderen hatte ich abends mehrere Fressanfälle und erbrach danach. Während der Woche erbrach ich abends bis zu drei-, viermal und am Wochenende bis zu sechsmal. Mein Tag begann um 6:30 Uhr mit dem Aufstehen und dem täglichen Wiegen. Danach fuhr ich zur Arbeit. Bis 13 Uhr verbot ich mir zu essen und zu trinken. Allenfalls trank ich gelegentlich eine Tasse ungesüßten Tee. Nachmittags gönnte ich mir dann eine Tasse Kaffee und Milch, um mein Hungergefühl zu betäuben. Meine Gedanken drehten sich jedoch nur ums Essen. Was gehe ich abends einkaufen, wie viel esse ich, wie überbrücke ich die Zeit zwischen Arbeitsende und Fressanfall. Um 17 Uhr fuhr ich nach Arbeitsschluss sofort zum Einkaufen, Masseneinkauf. Zu Hause angekommen, überbrückte ich die Zeit bis zum Fressanfall, der immer um 19:45 Uhr begann, mit Hausarbeit oder anderen Erledigungen. Pünktlich um 19:45 Uhr ging es dann los. Zuerst eine Schüssel Cornflakes mit Milch und viel Süßstoff, danach einen Teller Suppe und fünf Rühreier mit viel Käse und Ketchup plus zwei Brötchen. Danach erbrach ich zum ersten Mal. Nun folgten drei bis vier Käse-, Schinken- und Fischbrötchen, wobei ich immer die gleiche Reihenfolge einhielt, sowie Thunfisch, Fleischsalat oder gekochte Kartoffeln mit viel Mayonnaise. Dazu kam noch fast eine ganze Packung Butter, ca. 200 g, bzw. Margarine. Danach erbrach ich zum zweiten Mal. Nun folgte die süße Phase. Zwei bis drei Brötchen bzw. Brote mit Marmelade, Nummer eins Honig, Nummer zwei Nussnougatcreme, Nummer drei eineinhalb Tafeln Schokolade, eine Packung Kekse und zwei Tassen Kakao. Zuletzt folgten Chips und Erdnüsse. Dazu trank ich bei jeder Fressattacke zwei bis drei Liter. Ich aß immer vor dem Fernseher, mit einer bestimmten Hose an und einem Kissen vor dem Bauch. Dauer bis 22:30 Uhr. Dann ging ich ins Bett. Am Freitag war schon immer um 13 Uhr Arbeitsende und danach fuhr ich einkaufen fürs Wochenende – natürlich Übermengen. Danach kam mein Putzwahn und ich putzte alles zu Hause, bis ich am Abend einen Fressanfall hatte. Samstag und Sonntag stand ich spät auf und bis ca. 14 Uhr suchte ich mir wieder eine Beschäftigung, um die Zeit bis zur Fressattacke zu überbrücken. Um 14 Uhr ging's dann los. Selber Ablauf wie während der Woche abends, nur mit frischen Brötchen und Brezen und nicht mit abgepackten und billigen. Am Abend kochte ich dann meistens übergroße Mengen an Geschnetzeltem, Nudeln, Lasagne, Pizza. Um 20:15 Uhr wurde dann vor dem Fernseher wieder gegessen. Sobald ich ein Sättigungsgefühl verspürte, erbrach ich und begann, wieder von vorne zu essen. Als ich wieder satt war, erbrach ich noch einmal. Dann folgten wieder eineinhalb Tafeln Schokolade, eine Packung Kekse, zwei Tassen Kakao, Chips und Erdnüsse, eher auch teurere als die billigen während der Woche. Ein drittes Mal erbrechen, dann noch etwas fernsehen und ins Bett gehen.

Positives angesichts meiner Fressanfälle:
Ich konnte dadurch Gefühle, Ängste und Sorgen rauslassen, sozusagen ein Druckventil öffnen. Es war aber auch eine Art Belohnung dafür, dass ich es geschafft hatte, den ganzen Tag zu hungern. Oft aß ich aber auch, um meinen Tag zu überbrücken, Langeweile zu verdrängen und um abends meinen Heißhunger zu stillen. Ich konnte endlich alles, was ich mochte und wonach es mich gelüstete, essen, ohne dick zu werden, wovor ich panische Angst hatte. Ich musste keine Kalorien

mehr zählen und mir nichts mehr verbieten. Ich hatte immer etwas, worauf ich mich am Abend freuen konnte.

Negatives angesichts meiner Fressanfälle:
Ich habe viele Freunde verloren, weil ich keine Zeit mehr für sie hatte, weil ich abends ja stundenlang essen musste. Ich habe meinen Partner vernachlässigt und uns wenig Zeit gegönnt. Meine Aggressionen und meine Gereiztheit ließ ich an ihm und an meiner Familie aus. Ich hatte keine Zeit mehr für mich, weil ich so verplant war. Mein körperlicher und psychischer Zustand wurde immer schlechter. Ich war traurig und wusste nicht, warum. Ich hatte Schwindelanfälle und schwere Schlafstörungen. Meine Gedanken kreisten nur noch ums Essen. Nach dem Erbrechen hatte ich große Kreislaufprobleme. Ich wollte aber weiterhin alles oder nichts.«

»Ich kann sagen, dass meine Ess-Störung im Alter von 12 Jahren begann. Ich wog damals eindeutig zu viel. Als ich in die Pubertät kam, hatte ich viele Schwierigkeiten und Probleme. Ich kam mit meiner Periode nicht klar. Ich betrachtete sie immer als eine Strafe, die mir auferlegt wurde, hatte wenig Freunde und in der Schule wurde ich nur noch »Pummelchen« oder »Schweinchen« genannt. Und so begann ich zu hungern, da meine Gedanken immer daran festhielten, »wenn du dünn und schlank bist, dann hast du diese Probleme nicht mehr und jeder mag dich«. Als Erstes verbot ich mir Süßigkeiten, was gleich den Erfolg von 5 kg weniger brachte. Ich trank recht viel, um meinen Hunger zu stillen – natürlich nur Cola light, Diätlimo, Wasser oder Tee. Danach tauschte ich auch alle normalen Nahrungsmittel durch Light-Produkte aus, also Wurst, Käse, Kekse usw. Langsam wurden auch die Portionen der Light-Produkte kleiner. Nach meinem Abnehmerfolg von 14 kg innerhalb eines Dreivierteljahres und viel Lob und Anerkennung von Verwandten, Eltern, Bruder und Freunden spornte mich das an, weiter abzunehmen trotz der Warnung und vielen Diskussionen mit meinen Eltern, als ich schließlich nur noch 45 kg wog. Ich nahm dennoch immer weiter ab, bis ich schwer magersüchtig in eine Klinik aufgenommen wurde. Nach einer fünfmonatigen Behandlung wurde ich als neuer Mensch entlassen. Ich machte noch drei Monate ambulante Therapie weiter und fand wieder viele Freunde, die ich alle durch die Magersucht verloren hatte. Ich schloss meine Schule mit Auszeichnung ab und begann eine Lehre als Hotelfachfrau. Da ging das ganze Schlamassel wieder von vorne los. Die Ausbildung war ziemlich hart und meine Vorgesetzten waren sehr streng. Durch Schichtarbeit und den jeweils anderen Tagesablauf litt auch mein Essverhalten sehr bald. Ich aß nebenher, unkontrolliert, was mir gerade in den Weg kam, egal, ob ich im Housekeeping, an der Rezeption oder im Restaurant arbeitete. Dort jedoch begann ich irgendwann, die Reste, die die Gäste nicht gegessen hatten, heimlich aufzuessen und in den Pausen nur noch Kaffee zu trinken, damit jeder meinte, ich esse nur ganz wenig. Trotzdem nahm ich immer mehr zu. Zu der Zeit wurde ich dann auch noch in der Küche eingesetzt, wo die Völlerei erst recht losging. Da probieren, hier die Schüsseln auslecken, das Eis probieren, Reste aufessen und vor allem als Hauptmahlzeit ein Riesenberg süße Sahne und Eis. So kam es, dass ich mit 18 Jahren wieder meine 70 kg wog bei 163 cm Größe. Zu Hause lief alles schief. Ich hatte ständig Streit mit meiner Mutter, wegen Weggehen, Putzen und anderen Sachen, bis ich es nicht mehr aushielt und auszog. Als ich wieder einmal eine Fressattacke beim Küchendienst hinter mir hatte und mich meine Arbeitskollegen schon auf meine Gewichtszunahme angesprochen hatten, ging ich zum ersten Mal auf die Toilette und steckte mir den Finger in den Hals. Es war ein Ventil, um all die Anspannung und die Wut über all die Umstände rauszulassen. Ich wollte wieder dünn werden, aber niemals mehr hungern. Dazu fehlte mir seit der Magersucht die Geduld, ich wollte mir vor allem nie wieder das Essen all der leckeren Sachen verbieten, die mein Leben versüßten. Dafür war das Erbrechen das geniale Mittel, so glaubte ich. Natürlich kam als positiv hinzu, dass ich nun alleine in meiner eigenen Wohnung wohnte und somit niemand da war, der mich beobachten konnte. Ich aß also ständig von morgens bis abends an meiner Arbeitsstelle, nur in den Pausen nicht, damit jeder meinte, ich mache eine Diät und werde daher schlanker. Nach der Arbeit ging ich dann einkaufen, das, auf das ich gerade Lust hatte und machte daheim weiter. Langsam begann ich auch aus Langeweile zu essen, z.B. bevor ich in die Disko ging oder mich mit Freunden traf und bis zum vereinbarten Treffpunkt noch etwas Zeit war. In der Prüfungszeit, in der ich zu Hause war, wurde es ganz entsetzlich. Ich lernte bis zu zehn Stunden, weil ich ja unbedingt als Beste abschneiden musste. Ich gewöhnte mir an zu hungern, den Hunger durch sehr viel Trinken zu besänftigen und abends dann einen Fressanfall zu gestalten, und das täglich. So kam es, dass ich abends ein richtiges Ritual entwickelte, das ich täglich über Wochen, Monate und schließlich Jahre so einhielt, mit geringen Modifikationen.«

❖

»So weit ich zurückdenken kann, habe ich falsch und zu viel gegessen und war auch immer übergewichtig. Essen spielte die wichtigste Rolle in meiner Kindheit. Immer dann, wenn ich Streit mit meinen Brüdern hatte, flüchtete ich zu meinem Opa und bekam von ihm Süßigkeiten. Tat mir etwas weh oder war ich traurig, hatte ich gute Noten, immer waren es Süßigkeiten, die mich trösten oder belohnen sollten. Täglich ging ich darüber hinaus mit meinem Opa zum Einkaufen und durfte mir jedes Mal etwas zum Naschen mitnehmen. Bereits im Kindergarten wurde ich von Gleichaltrigen wegen meines Übergewichts gehänselt und »fette Sau« oder »fette Qualle« gerufen. Natürlich war ich darüber todtraurig und erzählte es meinem Opa, der mir wiederum zum Trost Süßigkeiten in Fülle gab. Tagsüber war ich bei meinen Großeltern, abends bei meinen Eltern, und so nahm ich am Tag zwei warme Mahlzeiten ein, mittags bei meinen Großeltern, abends bei meinen Eltern. Zum Trinken gab es meistens Malzbier. Meine Mutter versuchte immer wieder, Diäten mit mir zu machen. Sie war auch übergewichtig, ebenso mein Vater, aber das half alles nichts. Zudem gingen wir über einen längeren Zeitraum einmal wöchentlich zu einer Kinderärztin zum Wiegen. Hatte ich abgenommen, gab es in der nächsten Bäckerei das, was ich mir wünschte – hatte ich zugenommen, gab es dasselbe, um mich zu trösten. Während einer Kur vor 10 Jahren nahm ich ab, aber zu Hause war binnen kurzem alles wieder beim Alten. Meine Mutter wurde zwar darüber informiert, was sie kochen sollte, damit ich mein Gewicht halten konnte, aber bei meinem Vater hatte sie keine Chance. Sämtliche Vollkornprodukte wurden von ihm abgelehnt, ebenso forderte er jeden Abend warmes Essen und Fleisch – er arbeite schließlich hart und benötige etwas Anständiges zum Essen. In kurzer Zeit hatte ich wieder zugenommen, und noch mehr, was ich in der Kur abgenommen hatte. Mein seit früher Kindheit typisches Verhalten, nach Kränkungen, Frustrationen, bei Einsamkeit, zur Belohnung, zum Trost Schokolade zu essen, setzte sich fort. Wenn ich aus der Schule nach Hause kam und alleine war, habe ich wirklich alles nach Schokolade, Keksen und anderen Süßigkeiten abgesucht, bis ich etwas gefunden hatte. Was ich fand, habe ich komplett aufgegessen, manchmal auch eine 200-Gramm-Tafel Schokolade. Dann aß ich das Mittagessen, und spätestens eine Stunde später machte ich mich wieder auf die Suche nach Süßigkeiten bzw. kaufte ein. Als ich von zu Hause ausgezogen war, setzte sich mein gestörtes Essverhalten fort. Ich machte zwar viele Diäten, die aber niemals lange anhielten. Ich konnte nicht an Süßigkeiten vorbeigehen beim Einkaufen. Ich musste etwas kaufen und aß es meistens sofort auf. Es war immer wieder dasselbe. Ich aß Süßigkeiten in Stress-Situationen, vor Prüfungen, aus Liebeskummer, aus Heimweh, aus dem Gefühl, eine Außenseiterin zu sein, zu dick zu sein, immer und immer wieder.«

❖

»Mit 6 Jahren begann ich mit Judo. Ich trainierte immer intensiver, schließlich auf Leistungssportbasis. Da Judo eine Gewichtsklassifikationssportart ist, ging es viel um Wiegen und Abnehmen. Da mein Vater mein Gewicht kontrollierte und sehr streng, teilweise mit Liebesentzug und Schlägen, auf meine Gewichtszunahme reagierte, log ich von Anfang an. Nie hat ein Mensch mein richtiges Gewicht erfahren. Ich habe immer mehr abnehmen müssen, als ich zugab. Anfangs nahm ich durch radikales Hungern ab. Mit 10 Jahren begann ich, »auf Wasser zu machen«, d.h. Gewicht durch wenig Trinken, Sauna, viel Kleidung beim Sport, Schwitzen in der Nacht zu reduzieren, neben radikalen Hungerkuren. War ein Turnier vorbei, habe ich gefressen, was ich nur in die Finger bekommen konnte, und danach meist mehr als davor gewogen. Ab meinem 12. Lebensjahr habe ich mich mehrmals täglich gewogen, meine Stimmung wurde ausschließlich von der Waage beherrscht. Alle Probleme, die ich hatte, schob ich auf meine Figur und sagte mir immer, wenn ich erst so dünn bin, dann bin ich glücklich, dann habe ich keine Probleme, viele Freunde und bin selbstbewusst. Im Judo wurde ich immer besser. Ich reiste mit dem Nationalkader um die Welt. Mit 13 Jahren wurde ich zum ersten Mal deutsche Meisterin. Diesen Titel wollte ich auf jeden Fall verteidigen. Als ich 14 war, erbrach ich zum ersten Mal. Bis zur deutschen Meisterschaft beherrschte ich das Erbrechen perfekt und wusste genau, welches Gewicht ich zu erreichen hatte. Das große Ereignis, Jugendolympiade in England im Sommer 1995, stand bevor. Ich hatte jahrelang darauf hingearbeitet. Entsprechend hart wurde ich trainiert, aber ich wog statt 44 kg 52 kg. Das bedeutete, ich musste in zwei Wochen 8 kg abnehmen. Verständlicherweise konnte das nicht gut gehen. Ich schied im ersten Kampf aus. Das große Loch danach stopfte ich mit Essen. Nach zwei Wochen wog ich 54 kg. Dann entdeckte mein Vater Töpfe in meinem Zimmer, in welche ich erbrochen hatte. Ich versprach, es nie wieder zu tun, und wurde Meisterin im Schnellkotzen. Seitdem fing ich an, extra für Essanfälle einzukaufen, meine Eltern zu bestehlen, den Kühlschrank zu plündern, und ich log, was das Zeug hielt. Ich kann mich an keinen Tag ohne mehrmaliges Erbrechen erinnern.

Oft erbrach ich auf öffentlichen Toiletten. Auch kannte ich schnell das Lebensmittelangebot in den umliegenden Tankstellen, in die ich an Sonn- und Feiertagen radelte. Während der Woche verliefen die Tage ziemlich gleichförmig. Nach der Schule, in der ich nur noch so vor mich hindämmerte, ging ich in Billigsupermärkte und kaufte Massen ein, die ich dann, nach normalen Mahlzeiten zu Hause, heimlich in meinem Zimmer verschlang.«

❖

»Angefangen hat es bei mir während der Fastenzeit. Ab da habe ich nichts Süßes und keinen Kuchen oder Ähnliches gegessen. Nach einiger Zeit stellte ich fest, dass ich relativ leicht abnehmen kann. Ich habe gedacht, es kann mir nicht schaden, noch ein bisschen mehr abzunehmen, obwohl ich überhaupt nicht zu dick war, wenn auch meine jüngere Schwester, wenn wir uns gestritten haben, was eigentlich jeden Tag der Fall war, sagte, was ich für einen Bombenarsch habe und wenn ich so weitermachen würde, dann könnte mein Pferd bald nicht mehr laufen, wenn ich draufsitze. Ich sei schon längst langsamer als ihr Pferd aufgrund meines Gewichtes. Da meine beiden Eltern auch sehr dünn sind, habe ich mich bald sehr unwohl gefühlt, so als Dickerchen in der Familie. Ich weiß dann nicht mehr genau, warum ich nach der Fastenzeit weitergemacht habe, auf jeden Fall war Süßes weiterhin ganz verboten und ich habe das Einsparen und Kalorienzählen angefangen. Außerdem fing die Waage an, mein Leben zu beherrschen. Ich wog mich jeden Tag und wenn ich abgenommen hatte, war ich total gut gelaunt. Irgendwie wurde ich immer hektischer und gönnte mir absolut keine Ruhe und Pause mehr. Ausschlafen konnte ich nie, da ich immer glaubte, ich könnte was verpassen oder nicht alles schaffen, was ich mir vorgenommen hatte. Außer Reiten täglich trieb ich immer mehr Sport. Zirkeltraining, Joggen, Radfahren, Surfen, Schwimmen, Gymnastik. Ich wollte ganz dünn sein und nur aus Knochen, Sehnen, Muskeln und Bändern bestehen, einfach eine so richtig sportliche, drahtige Figur haben. Außerdem hatte ich mein Essverhalten total geändert, was ich aber erst im TCE als krank erkannt habe. Ich aß sehr langsam, damit ich lange etwas davon hatte und jeden Krümel genießen konnte. Außerdem fiel dadurch nicht so sehr auf, wie wenig ich eigentlich aß. Trinken wurde zum Zwang. Ich trank bei jeder Gelegenheit, auch wenn ich weder Hunger noch Durst hatte. Es wurde zu einem Zwang, dass ich trinken musste, aber gar nicht wusste, aus welchem Grund. Dann habe ich die Nahrung oft zerkleinert, habe die Nahrung ganz klein zerschnitten, bin immer zu spät zu den gemeinsamen Mahlzeiten erschienen, erst dann, als die anderen längst aßen. Ich unterbrach die Mahlzeiten, wo es nur ging, wollte ständig irgendetwas, was fehlte, ging auf die Toilette. Nach dem Essen wollte grundsätzlich ich den Tisch abräumen, vorher hatte ich ihn schon gedeckt, und die Spülmaschine ein- und ausräumen, um Kalorien zu verbrauchen und in Bewegung zu bleiben. Ich gewöhnte mir an, mehr und mehr Mahlzeiten ausfallen zu lassen. Zwischen den Mahlzeiten mussten bei mir mindestens vier Stunden liegen, am besten sieben. Ich entwickelte einen grässlichen Wiegewahn. Oft musste ich mich mehrmals tagsüber wiegen oder auch nachts, wenn ich aufwachte. Außerdem unterhielt ich mich ständig mit anderen, was essen die anderen, was wiegen die anderen, wer ist die Dünnste. Und ich war unsagbar stolz, so dünn geworden zu sein. Mir passten schließlich die Hosen meiner kleinen Schwester, aus denen sie herausgewachsen war. Das war ein Riesenerfolg für mich. Dann wurde Essen bzw. Nichtessen zur fixen Idee. Was darf ich wann ich welcher Menge zu mir nehmen. Was werde ich einmal essen, wenn ich noch viel mehr abgenommen habe. Ich las heimlich Kochbücher, hielt mich lange in Lebensmittelabteilungen auf und genoss es, wenn mein Hungergefühl unerträglich qualvoll wurde, weil ich damit wusste, dass ich mich an meine Hunger- und Bewegungsregeln gehalten hatte. Dann hat mir ein Freund ein Buch über Magersucht gegeben, das ich nach langer Zeit schließlich gelesen habe. Danach bekam ich panische Angst zu sterben, womöglich beim Joggen einfach tot umzufallen. Seitdem hatte ich Angst, eine Glatze zu bekommen, weil meine Haare extrem stark ausgingen. Auf Drängen meiner Umwelt und auf dem Boden meiner Angst habe ich wieder mehr gegessen, aber extreme Angst bekommen, nicht mehr aufhören zu können mit dem Essen, sodass ich zwar mehr gegessen, aber noch viel mehr Sport getrieben habe und weiter abnahm. Irgendwann wusste ich, es geht nicht mehr, und entschloss mich zu einer Therapie im TCE.«

❖

»Mein Leben lang wurde mir von meiner Mutter vorgehalten, dass ich viel zu fett bin. Sie selbst machte eine Diät nach der anderen, joggte täglich und später ging sie mehrmals in der Woche in ein Fitness-Studio. Wenn ich heute zurückdenke, war ich eigentlich nie zu dick, aber irgendwann nahm ich die ständigen Bemerkungen über meine nicht perfekte Figur doch ernst. Versuchte auch, Diäten zu machen, aber es gelang mir nicht richtig. Bis ich dann nach einem Krankenhausaufenthalt 8 kg abgenommen hatte und alle fanden, dass ich doch jetzt eine Superfigur hätte. Sogar meine Eltern waren von meinem Aussehen angetan und ich nahm mir vor, das Gewicht unbedingt zu halten. Entweder aß ich nur Ananas oder Sauerkraut oder tageweise gar nichts. Gelegentlich aß ich sogar verdorbene Lebensmittel, um mir den Appetit zu verderben. Ich lernte auf einmal viel mehr Menschen kennen und war viel gefragter. Es ist mir schon klar, dass das nicht das Maß aller Dinge ist, aber es tat mir gut, auch einmal im Leben im Mittelpunkt zu stehen. Mein Lebensgefühl war um 100% gestiegen. Ich lebte voll auf, konnte endlich mal enge und kurze Sachen tragen, baden gehen und alles, ohne mich wegen meines Körpers schämen zu müssen. Leider dauerte diese Phase nur fünf Monate. Dann überfiel mich eine unendliche Gier, alles zu verschlingen, was ich mir in den vergangenen fünf Monaten verboten hatte. Ich nahm in kürzester Zeit alles wieder zu und noch mehr, als ich abgenommen hatte. Während der Semesterferien bestand mein ganzer Tagesablauf nur aus Essen, Kotzen, mich Scheiße fühlen, Essen, Kotzen, depressiv und isoliert sein. Ich habe mich selbst so sehr dafür gehasst, dass ich schwach war. Vorher klappte es doch auch, nichts zu essen. Ich fiel in ein tiefes, schwarzes Loch, in dem ich das Gefühl hatte, niemals wieder herauszukommen. Ich nahm tatsächlich insgesamt 18 kg zu. Dafür hasste ich mich noch mehr. Ich konnte nicht mehr in den Spiegel schauen. Jetzt hatte ich Bulimie und trotzdem zugenommen. Ich lebte wie in Trance. Ohne Essen konnte ich nicht leben, ich hätte es sogar meinem Freund vorgezogen, wenn ich mich hätte entscheiden müssen. Als dann die Uni anfing, hatte ich Angst, alle würden es mir richtig gönnen, dass ich wieder fett war. Zuerst hatte ich ja nur übers Abnehmen geredet und dann dies. Ich fühlte förmlich die Schadenfreude. Leider hat keiner gesehen, wie schlecht es mir ging. Ich wäre am liebsten gestorben, konnte mich selbst aber nicht umbringen, dafür war ich zu feige. Eigentlich wollte ich auch gar nicht sterben, sondern wieder aufwachen aus diesem Horrorszenario.«

3. Ess-Störungen aus der Sicht von Fachleuten

Am Anfang jeder Therapie steht die Diagnosestellung. Entsprechend unserer Thematik lautet die Frage: Liegt ein gestörtes Essverhalten vor oder eine Ess-Störung nach DSM-IV: Anorexia nervosa, Bulimia nervosa, Binge-Eating-Störung oder nicht näher bezeichnete Ess-Störung?

Bereits im Einführungskapitel haben wir auf die Diagnosekriterien hingewiesen, wie sie im Internationalen Klassifikationsschema DSM-IV festgelegt sind und mit dem wir im TCE arbeiten. Wir führen sie zur Erinnerung noch einmal auf:

Anorexia nervosa – Diagnosekriterien nach DSM-IV (gekürzt)

A) Niedriges Körpergewicht (weniger als 85% des zu erwartenden Gewichts)
B) Große Angst vor Gewichtszunahme
C) Körperschemastörung
   – übertriebener Einfluss des Gewichts auf die Selbstbewertung
   – Krankheitsverleugnung
D) Amenorrhö
   Subtypen: restriktiver Typ
   binge-purging-Typ

Zu Beginn der Therapie am TCE führen Ärzte/Therapeuten mit jeder Patientin ein Gespräch mit dem Ziel, die Diagnose zu überprüfen, die Indikation für eine tagklinische Therapie zu stellen, die Patientinnen und Patienten über die Behandlung am TCE im Einzelnen zu informieren, die Motivation für eine Therapie zu überprüfen und gegebenenfalls zu stärken.

Es folgen Auszüge aus Erstgesprächsprotokollen, die unseren Leserinnen und Lesern die Möglichkeit geben sollen, bei sich selbst festzustellen, ob »nur« ein gestörtes Essverhalten oder bereits eine Ess-Störung mit Krankheitswert vorliegt.

Wir empfehlen ein solches Vorgehen besonders den Leserinnen und Lesern, denen von Eltern oder sonstigen Angehörigen, Freundinnen und Freunden, Klassenkameraden oder Lehrern »unterstellt« wird, sie seien magersüchtig.

Lassen Sie sich nichts unterstellen – aber überprüfen Sie anhand der Beispiele nüchtern selbst, ob die Behauptungen Ihrer Umwelt nichts sind als pure Unterstellungen oder gar Missgunst und Neid oder vielleicht doch eine Realität, auf die Sie anders als mit Abwehr reagieren sollten: Wenden Sie sich an Fachleute auf dem Gebiet Ess-Störungen!

Diagnose nach DSM-IV: Anorexia nervosa, restriktiver Typ

Aktuelle Symptomatik:

Die Patientin wiegt 43 kg bei einer Körpergröße von 168 cm – das entspricht einem BMI von 15,2 und einem IBW von 75%.
– Die Patientin ernährt sich wie folgt: Zum Frühstück isst sie ein niederkalorisches kleines Müsli – mittags ein Brötchen mit einem kalorienreduzierten Belag und abends Gemüse.
– Ständiges Diäten und Fasten über 8 Jahre.
– Gewichts- und esszentriertes Denken, Kalorienzählen.
– Exzessive Bewegung: 4 Tage in der Woche jeweils 2 Stunden Fitness-Training.
– Stark ausgeprägte gewichtsphobische Ängste.
– Körperschemastörung.
– Ausgeprägte Abhängigkeit des Selbstwertgefühls von Gewicht und Figur.
– Erste Periode im Alter von 12 Jahren, Einnahme eines oralen Verhütungsmittels seit dem 16. Lebensjahr.
– Nikotin: 2 bis 3 Zigaretten am Tag.
– Alkohol: täglich 2 bis 3 Gläser Wein am Abend.
– Selbstverletzungen: mit einer Rasierklinge am Unterarm geritzt.

- Stark ausgeprägte Konzentrationsstörungen.
- Depressive Tendenzen.
- Soziale Rückzugstendenzen seit 2 Jahren.

Diagnose nach DSM-IV: Anorexia nervosa, restriktiver Typ

Aktuelle Symptomatik:

Die Patientin wiegt 41,7 kg bei einer Körpergröße von 169 cm – das entspricht einem BMI von 14,6 und einem IBW von 77%.

- Die Patientin ernährt sich sehr restriktiv und sehr selektiv. So isst sie z.B. morgens eine Scheibe Brot mit Marmelade, dazu 11/2 l Tee, mittags eine Suppe und einen Salat und abends einen Salat und ein Stück Schokokuchen.
- Ständiges Diäten und Fasten seit 4 Jahren.
- Exzessive Bewegung: Klettern, Wandern, Radfahren zum Entspannen, aber auch, um Kalorien zu verbrennen, möglichst täglich.
- Starke gewichtsphobische Ängste.
- Verdacht auf Körperschemastörung.
- Ausgeprägte Abhängigkeit des Selbstwertgefühls von Gewicht und Figur.
- Erste Periode im Alter von 14 Jahren, Ausbleiben der Periode seit 4 Jahren.
- Kein Nikotin- oder Drogenkonsum.
- Alkohol gelegentlich.
- Keine Selbstverletzungen.
- Kein Stehlen.
- Zunehmende Konzentrationsstörungen.
- Schwankend depressive Tendenzen.
- Zunehmend soziale Rückzugstendenzen.

Diagnose nach DSM-IV: Anorexia nervosa, binge-purging-Typ

Aktuelle Symptomatik:

Die Patientin wiegt 44 kg bei einer Körpergröße von 170 cm – das entspricht einem BMI von 15,2 und einem IBW von 73,9%.

- Die Patientin berichtet über eine deutlich reduzierte und selektive Nahrungsaufnahme. Sie isst zum Frühstück etwa 4 EL eines Müslis oder Haferflocken mit etwas Buttermilch, mittags 4 bis 5 Äpfel oder eine Portion Blattsalat, abends ein Joghurt.
- Essanfälle treten seit einigen Monaten täglich, selten zweimal täglich auf. Die Patientin berichtet über auftretenden Hunger auf Süßes. Im Verlauf eines Essanfalls, der mit Kontrollverlust einhergeht und bis zu 2 Stunden dauert, isst sie z.B. 7 Feigen, einen Müsliriegel, 2 Orangen, 4 Joghurts, einen Kuchen und so viele Plätzchen, wie sie finden kann. Alternativ dazu stellt sie aus Mehl, Butter, Zucker und Eiern eine große Menge Teig her, die sie verschlingt. Im weiteren Verlauf des Essanfalls isst sie 4 bis 5 Scheiben Brot mit Käse und etwa eine halbe Packung Salzstangen.
- Im Anschluss an einen Essanfall erbricht die Patientin selbst induziert.
- Ständiges Diäten und Fasten seit 6 Jahren.
- Exzessive Bewegung: regelmäßig Sport, einmal täglich 1 Stunde Joggen.
- Ausgeprägte gewichtsphobische Ängste.
- Körperschemastörung.
- Ausgeprägte Abhängigkeit des Selbstwertgefühls von Gewicht und Figur.
- Erste Periode im Alter von 15 Jahren, bald danach Ausbleiben der Periode.
- Konzentrationsstörungen.

Diagnose nach DSM-IV: Anorexia nervosa, binge-purging-Typ

Aktuelle Symptomatik:

Die Patientin wiegt 48,4 kg bei einer Körpergröße von 175 cm – das entspricht einem BMI von 15,8 und einem IBW von 75%.

- Die Patientin ernährt sich sehr restriktiv: Morgens trinkt sie eine Tasse Kaffee mit Süßstoff, mittags keine Nahrungszufuhr, abends isst sie eine kleine Portion einer warmen Mahlzeit.
- Regelmäßig selbst induziertes Erbrechen nach dem Essen.
- Keine Essanfälle, jedoch subjektives Überessen.
- Ständiges Diäten und Fasten.
- Exzessive Bewegung: bis vor 1 Jahr regelmäßig Joggen, Gymnastik, Schwimmen, auch mit dem Ziel der Gewichtsreduktion. Jetzt kein Sport mehr, die Patientin berichtet, dass sie sich oftmals sehr müde und schlapp fühle und körperlich nicht mehr in der Lage sei, vermehrt Sport zu treiben.
- Stark ausgeprägte gewichtsphobische Ängste.
- Starke Körperschemastörung.
- Stark ausgeprägte Abhängigkeit des Selbstwertgefühls von Gewicht und Figur.
- Erste Periode im Alter von 12 Jahren, Ausbleiben der Periode seit Juli 1998
- Nikotin: ca. 10 bis 12 Zigaretten pro Tag.
- Alkohol zu bestimmten Anlässen.
- Leichte Konzentrationsstörungen.
- Leichte depressive Tendenzen.
- Zunehmend soziale Rückzugstendenzen.

Anhand der folgenden Beispiele können Sie wiederum überprüfen, ob bei Ihnen eine Bulimia nervosa vorliegt, und wenn ja, von welchem Subtyp, nämlich purging- oder non-purging-Typ.

Bulimia nervosa – Diagnosekriterien nach DSM-IV (gekürzt)

A) Heißhungerattacken

B) Kompensatorische Maßnahmen zur Vermeidung einer Gewichtszunahme

C) Frequenz der Heißhungerattacken und der kompensatorischen
Maßnahmen mindestens zweimal pro Woche über drei Monate

D) Ausgeprägte Abhängigkeit des Selbstwertgefühls von Körpergewicht und Figur

E) Störung tritt nicht ausschließlich bei einer Episode von Anorexia
nervosa auf

    Subtypen: purging-Typ

    non-purging-Typ

Diagnose nach DSM-IV: Bulimia nervosa, purging-Typ

Aktuelle Symptomatik:

Die Patientin wiegt 50 kg bei einer Körpergröße von 163 cm – das
entspricht einem BMI von 18,8 und einem IBW von 91,7%.

– Die Patientin ernährt sich reduziert und selektiv: Sie isst morgens nichts, mittags ein von der Mutter gekochtes Essen, wobei
sie darauf achtet, möglichst wenig Fett zu sich zu nehmen,
abends isst sie Obst.

– Essanfälle: Ein- bis zweimal pro Woche mit dem Gefühl des Kontrollverlustes. Anschließend erbricht sie selbst induziert. Während eines Essanfalls nimmt sie Süßigkeiten, Obst und gekochten
Reis in großen Mengen zu sich.

Kompensationsmechanismen zur Vermeidung einer Gewichtszunahme:

– Selbst induziertes Erbrechen.

– Kein Missbrauch von Abführmitteln und/oder Einläufen.

– Kein Missbrauch von Entwässerungsmitteln oder anderen Medikamenten zur Gewichtsreduktion.

– Ständiges Diäten und Fasten.

– Exzessive Bewegung: Seit einem Monat besucht sie dreimal pro
Woche ein Fitness-Studio, in dem sie ca. insgesamt 9 Stunden
Sport betreibt.

- Keine sonstigen Kompensationsmechanismen.
- Gewichtsphobische Ängste.
- Körperschemastörung.
- Ausgeprägte Abhängigkeit des Selbstwertgefühls von Gewicht und Figur.
- Selbstverletzungen: starkes Fingernägelkauen.
- Kein Stehlen.
- Konzentrationsstörungen.
- Depressive Tendenzen.
- Soziale Rückzugstendenzen, wobei die Patientin angibt, dass sie schon immer sozial sehr zurückgezogen gelebt habe, da sie sehr schüchtern sei.

Diagnose nach DSM-IV: Bulimia nervosa, purging-Typ

Aktuelle Symptomatik:

Die Patientin wiegt 65 kg bei einer Körpergröße von 173 cm, das entspricht einem BMI von 21,7 und einem IBW von 109%.
- Die Patientin ernährt sich wie folgt: An »guten« Tagen sei es ihr möglich, auf Essanfälle zu verzichten – dann nehme sie über den Tag verteilt etwa Folgendes zu sich: eine Portion Müsli, einen Apfel, eine Portion warmes Essen, zum Kaffee einen Kuchen oder ein Joghurt und abends ein Brötchen mit Wurst oder Käse.
- Essanfälle: Seit sich ihr Freund von ihr getrennt habe, habe sie täglich bis zu 3 Essanfälle,
- zuvor sei es ihr möglich gewesen, diese auf 2 Tage in der Woche zu begrenzen. An einem Tag mit Essanfällen isst sie eine Portion Müsli, 2 Brötchen, ein halbe Packung Toastbrot, 2 Joghurts, Butter, Marmelade, Käse und Nutella, 2 Snickers und 0,8 l Trinkschokolade oder Capuccino. Danach erbricht sie selbst induziert. Diesen Durchlauf würde sie dreimal wiederholen, bis sie völlig erschöpft sei.

Kompensationsmechanismen zur Vermeidung einer Gewichtszunahme:
- Selbst induziertes Erbrechen.
- Die Patientin gibt an, sie habe zweimal wegen einer vollständigen

Obstipation über mehr als eine Woche zum Arzt gehen müssen, um sich Einläufe verabreichen zu lassen.

- Keine sonstigen Kompensationsmechanismen.
- Gewichtsphobische Ängste.
- Körperschemastörung.
- Ausgeprägte Abhängigkeit des Selbstwertgefühls von Gewicht und Figur.
- Erste Periode im Alter von 13 Jahren, Ausbleiben der Periode mit 15 Jahren.
- Nikotin: 5 Zigaretten pro Monat.
- Alkohol: ausschließlich in Gesellschaft etwa einmal pro Monat, dann jedoch 4 Glühwein oder 3 Wodka-Orange.
- Konzentrationsstörungen: Sie bezweifle stark, dass sie das Studium in ihrem derzeitigen Zustand absolvieren könne.
- Depressive Tendenzen: Ein- bis zweimal wöchentlich fühle sie sich so schlecht, dass sie keinerlei Antrieb zu irgendetwas habe. Sie habe das Gefühl, dass sich in ihrem Leben nichts zum Besseren ändern würde. Sie sei in einer solchen Stimmung schon sehr riskant Auto gefahren. Sie würde jedoch einen Suizidversuch für sich ausschließen.

Diagnose nach DSM-IV: Bulimia nervosa, purging-Typ

Aktuelle Symptomatik:

Die Patientin wiegt 73,2 kg bei einer Körpergröße von 166 cm – das entspricht einem BMI von 26,6 und einem IBW von 129%.

- Die Patientin ernährt sich wie folgt: Sie isst morgens eine Tafel Schokolade, als Zwischenmahlzeit etwa zwei Teilchen und eine Butterbrezel. Mittags nimmt sie 1 bis 2 Portionen einer warmen Mahlzeit zu sich. Anschließend isst sie noch mal mit dem Freund zusammen 2 Portionen einer warmen Mahlzeit. Am Nachmittag und am frühen Abend isst sie abermals ein Teilchen, eine Tafel Schokolade, ggf. einen ganzen Apfelstrudel mit Sahne, diverse Puddings und Joghurts.
- Essanfälle: wie oben beschrieben, in den letzten drei Monaten bis zu dreimal täglich.

Kompensationsmechanismen zur Vermeidung einer Gewichtszunahme:

- Selbst induziertes Erbrechen bis zu dreimal am Tag, das erste Mal nach dem Mittagessen.
- Gewichtsphobische Ängste.
- Verdacht auf Körperschemastörung.
- Ausgeprägte Abhängigkeit des Selbstwertgefühls von Gewicht und Figur.
- Alkohol: ab und zu ein Glas Wein.
- Konzentrationsstörungen.
- Depressive Tendenzen.
- Soziale Rückzugstendenzen.

Diagnose nach DSM-IV: Bulimia nervosa, purging-Typ

Aktuelle Symptomatik:

Die Patientin wiegt 59,2 kg bei einer Körpergröße von 169 cm – das entspricht einem BMI von 20,72 und einem IBW von 100,68%.

- Die Patientin ernährt sich wie folgt: Tagsüber isst sie nichts, trinkt lediglich 1/2 l Mineralwasser. Am Abend hat sie dann einen Essanfall, bestehend aus 6 Tafeln Schokolade, einer Pizza, einem Baguette mit Käse, 2 Schachteln Kekse, dazu trinkt sie 1 1/2 l Mineralwasser. Sowohl während als auch nach dem Essanfall erbricht die Patientin selbst induziert, bis zu sechsmal täglich.
- Einen Tag in der Woche isst die Patientin mittags und abends jeweils eine kleine Portion Gemüse und einen Salat und trinkt dazu eine Flasche Mineralwasser. An diesen Tagen hat sie keinen Essanfall und erbricht nicht selbst induziert.

Kompensationsmechanismen zur Vermeidung einer Gewichtszunahme:

- Selbst induziertes Erbrechen
- Missbrauch von Abführmitteln.
- Gewichtsphobische Ängste.
- Verdacht auf Körperschemastörung.
- Ausgeprägte Abhängigkeit des Selbstwertgefühls von Gewicht und Figur.

- Erste Periode im Alter von 12 Jahren, seit 2 1/2 Jahren Ausbleiben der Periode.
- Stehlen: Die Patientin berichtet, häufig Lebensmittel im Supermarkt zu stehen. Einmal wurde sie dabei erwischt und musste eine Geldstrafe zahlen.
- Schwankend depressive Tendenzen.
- Soziale Rückzugstendenzen seit 2 Jahren.

Diagnose nach DSM-IV: Bulimia nervosa, purging-Typ

Aktuelle Symptomatik:

Die Patientin wiegt 62 kg bei einer Körpergröße von 171 cm – das entspricht einem BMI von 21,2 und einem IBW von 103%.
- Die Patientin ernährt sich wie folgt: Morgens nimmt sie einen Apfel oder eine Orange zu sich, in der Schule isst sie meistens nichts oder auch einen Apfel, mittags isst sie ebenfalls Obst. Am Nachmittag hat die Patientin einen Essanfall, bei dem sie z.B. 4 bis 5 Brötchen mit Marmelade, Butter, Nutella oder Käse, 3 bis 5 Portionen Müsli mit ca. 1 bis 3 l Milch, eine halbe Packung Kekse, einen Fertigkuchen und 1 bis 2 Tafeln Schokolade zu sich nimmt. Am späteren Nachmittag und am Abend hat sie ebenfalls einen Essanfall – die Patientin hat ca. 2 bis 3 Essanfälle täglich.
Kompensationsmechanismen zur Vermeidung einer Gewichtszunahme:
- Selbst induziertes Erbrechen zwei- bis dreimal täglich.
- Missbrauch von Abführmitteln: täglich 15 bis 20 Kapseln Dulcolax.
- Ständiges Diäten und Fasten seit 10 Jahren.
- Keine sonstigen Kompensationsmechanismen.
- Ausgeprägte gewichtsphobische Ängste.
- Ausgeprägte Körperschemastörung.
- Ausgeprägte Abhängigkeit des Selbstwertgefühls von Gewicht und Figur.
- Erste Periode im Alter von 14 Jahren, unregelmäßige Periode.
- Nikotin: 1/2 Schachtel Zigaretten am Tag.
- Kein Alkohol.

- Keine Drogen.
- Selbstverletzungen: Schnitte mit einem Küchenmesser auf dem Unterarm mit 16 Jahren. Als Grund dafür gibt die Patientin starken Selbsthass an, Auslöser seien die Mathematikhausaufgaben gewesen, die sie nicht gekonnt habe.
- Zunehmende Konzentrationsstörungen, die Patientin spricht von Tagträumen.
- Zunehmende depressive Tendenzen, die Patientin berichtet, sie sei häufig apathisch und resigniert.
- Zunehmende soziale Rückzugstendenzen.

Diagnose nach DSM-IV: Bulimia nervosa, purging-Typ

Aktuelle Symptomatik:

Die Patientin wiegt 59,8 kg bei einer Körpergröße von 168 cm – das entspricht einem BMI von 21,2 und einem IBW von 103%.
- Die Patientin ernährt sich wie folgt: Morgens isst sie nichts, in der Arbeit trinkt sie einen Kaffee und isst eine Mohrrübe. Die Patientin berichtet, nach der Arbeit im Supermarkt einzukaufen und schließlich zu Hause Essanfälle bis Mitternacht zu haben. Diese seien primär abends und seit einem Vierteljahr zwei- bis dreimal täglich.
- Bei einem Essanfall nimmt die Patientin folgende Nahrungsmittel zu sich: ein Hähnchen, 2 große Portionen Pommes frites, 2 Tafeln Schokolade, 3 Becher Joghurt, 1 Schachtel Toffeefee, 2 bis 3 Stück Kuchen und viel Milch.
Kompensationsmechanismen zur Vermeidung einer Gewichtszunahme:
- Selbst induziertes Erbrechen nach jedem Essanfall.
- Missbrauch von Abführmitteln: Laxoberal, seit 10 Jahren Missbrauch von Dulcolax (knapp 100 Stück am Tag).
- Bis vor einem Monat Missbrauch von Appetitzüglern: Einnahme von 10 Tabletten Focis 2000 nach jeder Mahlzeit.
- Gewichtsphobische Ängste.
- Verdacht auf Körperschemastörung.

- Ausgeprägte Abhängigkeit des Selbstwertgefühls von Gewicht und Figur.
- Erste Periode im Alter von 14 Jahren, Einnahme oraler Verhütungsmittel.
- Nikotin: 8 Zigaretten am Tag.
- Alkohol: am Wochenende ca. 1 Flasche Wein.
- Drogen: Erfahrungen mit Haschisch/Marihuana, 4 Jahre lang. Seit einem Jahr nimmt die Patientin keine Drogen mehr.
- Selbstverletzungen: Die Patientin schlägt bei Suizidgedanken ihren Kopf an die Wand.
- Stehlen: als Kind, aktuell in der Arbeit ab und zu Essen.
- Starke Konzentrationsstörungen, hat im Geschäft schon Abmahnungen bekommen.
- Mittelstarke bis starke depressive Tendenzen.
- Soziale Rückzugstendenzen.

Diagnose nach DSM-IV: Bulimia nervosa, non-purging-Typ

Aktuelle Symptomatik:

Die Patientin wiegt 50,7 kg bei einer Körpergröße von 160 cm – das entspricht einem BMI von 19,8 und einem IBW von 96%.
- Die Patientin ernährt sich wie folgt: Morgens isst sie ein warmes Müsli mit Joghurt, in der Schule Obst, mittags eine Portion Reis mit Salat, als Nachtisch einen Apfel, nachmittags 2 l Tee und mehrere Karotten. Abends treten meistens Heißhungerattacken und Essanfälle auf.
- Bei einem Essanfall isst die Patientin durchschnittlich 3 bis 4 Tafeln Schokolade, eine Packung Gummibärchen, 1 bis 2 Packungen Kekse mit dem Gefühl des Kontrollverlustes.
- Früher ständiges Diäten und Fasten, seit ca. 6 Monaten würde sie sich nicht mehr wiegen und deshalb auch nicht mehr fasten.
- Exzessive Bewegung: Die Patientin betreibt mehrere Stunden täglich Leistungssport (Judo).
- Leicht ausgeprägte gewichtsphobische Ängste.
- Körperschemastörung.

- Ausgeprägte Abhängigkeit des Selbstwertgefühls von Gewicht und Figur.
- Erste Periode im Alter von 14 Jahren, seit Januar 1998 Ausbleiben der Periode.
- Nikotin: gelegentlich.
- Drogen: Die Patientin hat bisher ca. viermal Haschisch geraucht.
- Selbstverletzungen: Im Juni 1998 hat sich die Patientin mit einem Messer am linken Handrücken geritzt, um sich zu »spüren«, Nägelkauen.

Diagnose nach DSM-IV: Bulimia nervosa, non-purging-Typ

Aktuelle Symptomatik:

Die Patientin wiegt 51,5 kg bei einer Körpergröße von 162 cm – das entspricht einem BMI von 19,6 und einem IBW von 98%.
- Die Patientin ernährt sich wie folgt: Bis zum Nachmittag esse sie nichts, trinke lediglich 3 bis 4 Tassen Tee oder Kaffee. Allabendlich Heißhungerattacken und Essanfälle, durchschnittlich zwei bis dreimal täglich mit mehrmaligem selbstinduziertem Erbrechen.
- Während der Essanfälle isst die Patientin überwiegend fettreiche, kalorienreiche Nahrung im Stehen mit starkem Kontrollverlust. So isst sie z.B. einen halben Laib Brot, 500 gr Wurst, 500 gr Käse, eine Packung Butter, ein Schälchen Marmelade, ein Schälchen Nutella sowie ein Schälchen Honig – im Anschluss daran ca. 11/2 Tafeln Schokolade, 1 Packung Kekse und mehrere Bonbons. Dazu trinkt sie 2 bis 3 l Flüssigkeit, meist Diätlimonade.
- Ständiges Diäten und Fasten.
- Exzessive Bewegung: Um vermehrt Kalorien zu verbrennen, übt die Patientin folgende Sportarten aus: Joggen, Gymnastik, Schwimmen und Radfahren.
- Keine sonstigen Kompensationsmechanismen.
- Stark ausgeprägte gewichtsphobische Ängste.
- Verdacht auf Körperschemastörung.
- Ausgeprägte Abhängigkeit des Selbstwertgefühls von Gewicht und Figur.

- Erste Periode im Alter von 11 Jahren, Ausbleiben der Periode vom 12. bis 14. Lebensjahr.
- Alkohol: gelegentlich.
- Zunehmende Konzentrationsstörungen.
- Schwankend depressive Tendenzen.
- Soziale Rückzugstendenzen.

Überprüfen Sie, ob bei Ihnen eine nicht näher bezeichnete Ess-Störung vorliegen könnte.

Ess-Störung NNB – Diagnosekriterien nach DSM-IV (gekürzt)

A) alle Kriterien für Anorexia nervosa erfüllt, außer Amenorrhö

B) alle Kriterien für Anorexia nervosa erfüllt, aber Körpergewicht liegt im Normbereich

C) alle Kriterien für Bulimia nervosa erfüllt, aber Heißhungerattacken und Kompensationsmaßnahmen seltener

D) regelmäßige Anwendung einer Gewichtszunahme gegensteuernder Maßnahmen durch eine normalgewichtige Person nach Verzehr kleiner Nahrungsmengen

E) wiederholtes Kauen und Ausspucken großer Nahrungsmengen

F) Binge-Eating-Störung: wiederholte Episoden von »Essattacken« ohne einer Gewichtszunahme gegensteuernde Maßnahmen

---

Diagnose nach DSM-IV: Ess-Störung NNB

Aktuelle Symptomatik:

Die Patientin wiegt 137 kg bei einer Körpergröße von 168 cm – das entspricht einem BMI von 48,5 und einem IBW von 235%.

- Die Patientin ernährt sich wie folgt: Sie isst phasenweise – wochenweise – reduziert in Form von allen möglichen Diäten, wochenweise überisst sie sich mit größeren Essensmengen, Schokolade und Chips. Seit etwa einem halben Jahr isst sie morgens nichts, zur Zwischenmahlzeit 4 belegte Brote, mittags nichts, zur Zwischenmahlzeit Obst, abends eine große Portion gekochten Abendessens. Nachts steht sie regelmäßig auf und isst nochmals eine Tafel Schokolade.

- Missbrauch von Entwässerungsmitteln: 1 Entwässerungstablette pro Tag.
- Ausgeprägte Abhängigkeit des Selbstwertgefühls von Gewicht und Figur.
- Nikotin: seit dem 16. Lebensjahr 1/2 Schachtel Zigaretten pro Tag.
- Konzentrationsstörungen.
- Zeitweise depressive Tendenzen.

Diagnose nach DSM-IV: Ess-Störung NNB

Aktuelle Symptomatik:

Die Patientin wiegt 69,1 kg bei einer Körpergröße von 185 cm – das entspricht einem BMI von 20,2 und einem IBW von 98,3%.
- Die Patientin ernährt sich wie folgt: Morgens isst sie meistens nichts, trinkt lediglich Kaffee oder Tee – vormittags nimmt sie ca. 2 Äpfel zu sich. Mittags versucht sie wiederum nichts zu essen, nimmt ab und zu 2 Tomaten zu sich. Auch am Nachmittag und Abend versucht sie weiterhin, nichts zu essen. Von 10 Tagen ernährt sich die Patientin 5 Tage so. 5 Tage esse sie jedoch mehr: An diesen Tagen kocht die Patientin nachmittags Kartoffeln mit Spinat und isst am Abend 1 bis 2 Brötchen.
- Die Patientin hat ein- bis zweimal in der Woche einen subjektiv empfundenen Essanfall mit dem Gefühl des Kontrollverlustes. Dabei verzehrt sie folgende Nahrungsmittel: 1 bis 2 Portionen Kartoffelbrei, 1 bis 5 belegte Brötchen, 1 Snickers. Anschließend erfolgt selbst induziertes Erbrechen.
- Ausgeprägte gewichtsphobische Ängste.
- Ausgeprägte Körperschemastörung.
- Ausgeprägte Abhängigkeit des Selbstwertgefühls von Gewicht und Figur.
- Nikotin: 1 Schachtel Zigaretten am Tag.
- Alkohol: Die Patientin trinkt 1 bis 2 Flaschen Bier pro Tag seit dem 13. Lebensjahr.
- Drogen: Seit ihrem 13. Lebensjahr konsumiert die Patientin täglich Marihuana.

– Selbstverletzungen: Die Patientin berichtet, dass sie, um sich selbst zu spüren, schon Zigaretten auf ihren Armen ausgedrückt habe, vor 2 bis 3 Wochen das letzte Mal.

Diagnose nach DSM-IV: Ess-Störung NNB

Aktuelle Symptomatik:

Die Patientin wiegt 47,7 kg bei einer Körpergröße von 157 cm – das entspricht einem BMI von 19,3 und einem IBW von 93,5%.
– Die Patientin ernährt sich wie folgt: Morgens isst sie nichts, in der Schule nimmt sie entweder eine Mandarine oder einen Apfel zu sich. Mittags isst sie eine große Portion gemischtes Gemüse und dazu Beilagen wie Bulgur oder Reis und eine Portion Salat. Dazu trinkt sie 1 l Wasser. Die Patientin berichtet, sich bei der Mittagsmahlzeit subjektiv zu überessen und danach selbstinduziert zu erbrechen. Nachmittags nimmt sie eventuell ein Joghurt zu sich, abends entweder ein Brot oder wie mittags eine warme Mahlzeit, die sie wiederum erbricht. Die Patientin berichtet, fast keine Süßigkeiten zu essen, außer manchmal nach dem Erbrechen einen Riegel Schokolade. Die Patientin ist Vegetarierin, sie isst weder Fleisch noch Fisch.
– Selbst induziertes Erbrechen ein- bis zweimal täglich.
– Subjektives Überessen, jedoch keine Essanfälle.
– Ständiges Diäten und Fasten.
– Gewichtsphobische Ängste.
– Ausgeprägte Abhängigkeit des Selbstwertgefühls von Gewicht und Figur.
– Nikotin: 1 Schachtel Zigaretten pro Tag.
– Alkohol: am Wochenende zusammen mit dem Freund 1 bis 2 Flaschen Bier.
– Drogen: Die Patientin raucht zwei- bis dreimal pro Woche Haschisch.
– Selbstverletzungen: Die Patientin berichtet, Anfang 1999 und zuvor das letzte Mal im Mai 1998 eine Zigarette auf ihrem Arm ausgedrückt zu haben.

Diagnose nach DSM-IV: Binge-Eating-Störung

Aktuelle Symptomatik:

Die Patientin wiegt 101,6 kg bei einer Körpergröße von 175 cm – das entspricht einem BMI von 33,17 und einem IBW von 150%.

– Die Patientin ernährt sich wie folgt: Morgens isst sie 2 belegte Brote, mittags in der Mensa eine portionierte Mahlzeit und am Abend eine Pizza, mehrere Süßigkeiten und 4 bis 5 Scheiben Toastbrot.

– Fünfmal in der Woche hat die Patientin einen Essanfall, in dessen Verlauf sie z.B. einen Kuchen, eine Tüte Chips, 2 Tafeln Schokolade, verschiedene Säfte, eine Pizza und bis zu 10 Toastbrote zu sich nimmt.

Kompensatorische Maßnahmen setzt die Patientin nicht ein.

– Erste Periode im Alter von 12 Jahren.

– Selbstverletzungen: Haare ausreißen, an der Haut der Arme und Beine zupfen und reißen, Haut aufkratzen, mit der Nagelschere an der Haut schnippeln, sich nicht warm anziehen. Frequenz der Selbstverletzungen: täglich, aus Verzweiflung über ihr Essverhalten.

- Depressive Tendenzen.
- Soziale Rückzugstendenzen wegen der Heißhungerattacken.

Medizinische Komplikationen

Keine Patientin und kein Patient mit einer Ess-Störung ist sich zumindest über lange Zeit darüber bewusst, dass durch die Krankheit körperliche Störungen und Schäden auftreten können. Der Gedanke an Lebensgefahr oder sogar Tod erscheint ihnen absurd, nicht zuletzt, weil sie davon überzeugt sind, ihr gestörtes Essverhalten jederzeit aufgeben zu können. Dabei sind die Bedingungen, aus denen sich die meisten medizinischen Komplikationen von Ess-Störungen ableiten, auch für einen medizinischen Laien durchaus einleuchtend und nachvollziehbar. Wir möchten hier nur einige der wichtigsten Komplikationen und Begleiterscheinungen erläutern.

Bei der Anorexia nervosa, vor allem vom restriktiven Typ, spielen Unterernährung und Mangelernährung die wichtigste Rolle. Eine stark reduzierte Energiezufuhr führt nicht nur zum Abbau der Reserven, nämlich des Fettgewebes, es kommt auch zu einer hormonellen Umstellung auf Sparkurs durch Einschränkung der Schilddrüsenfunktion, z.B. mit Verlangsamung des Herzschlages. Das wenige, was Magersüchtige zu sich nehmen, enthält kaum die lebensnotwendige Menge an Salzen und Spurenelementen, sodass schwerwiegende Mangelerscheinungen auftreten können. Manche Magersüchtige schränken auch das Trinken stark ein mit der Gefahr entsprechender Komplikationen.

Bei Magersüchtigen vom Binge-purging-Typ und bei Bulimia nervosa kann ebenfalls der Verlust an Flüssigkeit durch häufiges Erbrechen erhebliche Ausmaße annehmen. Schwerwiegender können Schäden sein, die durch den Säuregehalt des Magensaftes an Speiseröhre oder an den Zähnen auftreten. Häufiges Erbrechen bewirkt außerdem eine Reizung der Bauchspeicheldrüse (mit der Gefahr einer Pankreatitis) und der Ohrspeicheldrüsen.

Bedacht werden muss nicht nur die Flüssigkeitsmenge, die dem Organismus entzogen wird, sondern auch der Verlust an darin enthaltenen lebensnotwendigen Salzen, den so genannten Elektrolyten. Eine besonders wichtige Rolle, z.B. für die Herz- und Nierenfunktion, spielt das Kalium. Zu einem Verlust an Elektrolyten kommt es aber nicht nur bei willentlichem Erbrechen, sondern auch durch entwässernde Medikamente und Abführmittel, die von vielen Betroffenen zur Gewichtsregulierung in manchmal unvorstellbaren Mengen eingenommen werden.

Bei stark übergewichtigen Patientinnen und Patienten liegen die wesentlichen Gefahren in der Entwicklung eines Bluthochdruckes mit allen Folgen für das Herz-Kreislauf-System. Auch mit Stoffwechselstörungen wie Diabetes mellitus muss gerechnet werden.

In letzter Zeit ist die Gefahr einer Osteoporose im Gefolge von Ess-Störungen vermehrt beachtet worden. Das trifft nicht nur für die Magersucht zu, sondern auch für Bulimie und natürlich für stark übergewichtige Patientinnen und Patienten.

In der folgenden Liste sind die wichtigsten medizinischen Begleiterscheinungen und Komplikationen von Ess-Störungen aufgeführt:

Mund- und Gesichtsbereich:	z.B. Drüsenschwellungen, besonders Ohrspeicheldrüse, Zahnkaries
Herz-Kreislauf-Störungen:	z.B. verlangsamter Herzschlag, niedriger Blutdruck, Herzrhythmusstörungen
Magen-Darm-Bereich:	z.B. Speiseröhrenentzündung, Magenerweiterung und Entleerungsstörungen, Reizung der Bauchspeicheldrüse
Stoffwechselstörungen:	z.B. Verminderung der Mineralsalze (Elektrolyte), Verminderung des Blutzuckers
Hormonstörungen:	z.B. Amenorrhö, Schilddrüsenunterfunktion, Osteoporose, verzögerte Pubertät und Wachstumshemmung
Hautveränderungen:	z.B. trockene Haut, Haarausfall, gelbliche Hautfarbe

Nervensystem:	z.B. Konzentrationsstörungen, Verlangsamung, Depressionen, Erweiterung der Hirnwindungsfurchen und Hirnkammern, Nervenlähmungen
Niere:	z.B. Nierenschädigung durch Kaliummangel

Die Liste zeigt, wie viele Organe und Funktionssysteme des Organismus durch Ess-Störungen geschädigt werden können. Leider bilden sich nicht alle Störungen nach Gewichtsnormalisierung vollständig zurück. Wir meinen, dass essgestörte Patientinnen und Patienten über die Möglichkeit von medizinischen Komplikationen Bescheid wissen sollten. Unsere Patientinnen am TCE klären wir detailliert über die erhobenen Befunde und mögliche Gefahren auf.

4. Therapie am TCE

Die Aufzeichnungen von Betroffenen im Kapitel 2 vermitteln uns einen anschaulichen Eindruck darüber, was es heißt, an Magersucht, Bulimie oder Ess-Sucht zu leiden, von welchen Gedanken und Verhaltensweisen Erkrankte beherrscht werden. Vielleicht war Ihnen beim Lesen der eine oder andere Gedanke vertraut, und vielleicht haben Sie sich sogar bei der weiteren Lektüre Notizen darüber gemacht, ob die eine oder andere Einstellung oder Verhaltensweise auch auf Sie zutrifft. Wir möchten Sie in diesem Buch immer wieder dazu anregen, sich selbst ein Urteil zu bilden, ob Sie ein gestörtes Essverhalten haben, das Sie vielleicht ändern wollen, oder ob Sie an einer Ess-Störung leiden könnten.

Bei Fragen und Unsicherheiten sollten Sie sich an Fachleute wenden, unbedingt aber dann, wenn Sie bei sich selbst ernsthaft eine Ess-Störung in Betracht ziehen. Starten Sie keine therapeutischen Selbstversuche, auch nicht mithilfe dieses Buches, und geben Sie die Hoffnung auf, die Ess-Störung könnte sich irgendwann von selbst wieder in Wohlgefallen auflösen.

Ebenso sollten Eltern oder Partner Essgestörter nicht meinen, Ratschläge in Bezug auf die Nahrungszufuhr seien ausreichend, um die Krankheit in den eigenen vier Wänden in den Griff zu bekommen. Das gestörte Essverhalten ist nur das äußere, sichtbare Zeichen einer ernsthaften psychosomatischen Erkrankung, der eine Vielzahl psychischer Probleme zugrunde liegt und bei der eine Psychotherapie unerlässlich ist.

Behandlungsmöglichkeiten allgemein

Psychotherapeutische Verfahren spielen die wichtigste Rolle bei der Behandlung von Ess-Störungen. Medikamente, in erster Linie Psychopharmaka, haben sich nicht bewährt und werden allenfalls ergänzend zu einer Psychotherapie bei besonderen psychopathologischen Symptomen eingesetzt.

Es gibt viele psychotherapeutische Verfahren, die bei Ess-Störungen zur Anwendung kommen, ambulant, teilstationär oder stationär, von der psychoanalytischen Einzelbehandlung bis hin zur kognitiv-verhaltenstherapeutischen Gruppenbehandlung. Wer sich also zu einer Psychotherapie seiner Ess-Störung entschlossen hat, sollte sich über die therapeutischen Angebote in seiner Umgebung oder seinen Vorgaben entsprechend kundig machen.

Das Therapiekonzept am TCE

Wir entwickeln am Max-Planck-Institut für Psychiatrie in München seit 1982 Behandlungsprogramme für Ess-Störungen. Unser therapeutisches Vorgehen wird im Austausch mit essgestörten Patientinnen und deren Angehörigen immer wieder modifiziert. 1989 haben wir die erste Tagklinik für Ess-Störungen in Europa eröffnet. Seit Frühjahr 1994 arbeiten wir in neuen Räume außerhalb der Klinik. Unser Therapiekonzept ist kognitiv-verhaltenstherapeutisch ausgerichtet und orientiert sich an dem Prinzip des Selbstmanagements. Inhaltlich besteht das Programm aus einer Basistherapie, die als intensives Kompetenztraining für eine autonome Lebensbewältigung zu verstehen ist, und einer Spezialtherapie zur Überwindung der Ess-Störungen.

Die Behandlung ist in vier aufeinander folgende Phasen unterteilt:
1. Motivationsphase (4 Wochen)
2. Tagklinische Phase (4 Monate)

3. Ambulante Phase (4 Monate)

4. Ablösephase (4 Wochen)

Wir führen unsere Behandlung ausschließlich als Gruppenpsycho-
therapie durch, weil wir davon überzeugt sind, dass die Gruppe erhebliche Vorteile gegenüber einer Einzeltherapie bietet. Positive
Gruppenerfahrungen helfen, krankheitsbedingte Defizite zu korri-
gieren und tragen somit wesentlich zu einer sozialen Reintegration
bei. Essgestörte Patientinnen und Patienten haben sich oft jahrelang isoliert und Kontakte zu Gleichaltrigen meist erheblich reduziert. Während der tagklinischen Phase arbeiten unsere Patientinnen täglich 8 Stunden einschließlich der Wochenenden zusammen.
Sie lernen dabei zuzuhören, eigene Erlebnisse und Empfindungen
offen zu legen, sich gegenseitig zu stützen, zu kritisieren, Ärger und
Wut auszudrücken, aber vor allem sich gegenseitig zu tolerieren
und zu achten. Nach unserer langjährigen Erfahrung überwiegt die
gegenseitige Hilfe in der Gruppe bei weitem, was gelegentliche ag-
gressive Auseinandersetzungen und Rivalitäten nicht ausschließt.
Außerdem wirkt die Gruppe annähernd Gleichaltriger im Sinn eines Gegengewichtes zu den häufig sehr engen und verstrickten Be-
ziehungen innerhalb der Familie. Wir sind davon überzeugt, dass
eine psychotherapeutische Gruppenarbeit einen vielfältigeren Lern-
prozess ermöglicht als eine Einzeltherapie.

Basis unserer Therapie ist das Ernährungsprogramm. Es hat zum
Ziel, dass unsere Patientinnen gestörtes Essverhalten verlernen und
ein normales Essverhalten neu lernen. Nach unserem Krankheitsverständnis ist der Entschluss, die Ess-Störung aufzugeben, der
erste Schritt für eine Veränderung und Voraussetzung für eine
Krankheitsbewältigung. Unsere Patientinnen berichten überein-
stimmend, dass ein Leben mit einer Ess-Störung die Fähigkeit zu
einer differenzierten Selbstwahrnehmung auf physiologischer, af-
fektiver und kognitiver Ebene herabsetzt. Viele Betroffene werten es
als eine entscheidende Funktion ihrer Ess-Störung, schmerzliche
oder andere intensive Gefühle, Wahrnehmungen und Erlebnisse
nicht mehr hautnah spüren zu müssen. Erst die bewusste, willens-
gesteuerte Aufgabe der Ess-Störung im geschützten Rahmen der
Therapie ermöglicht ein Wieder-Wahrnehmen oder sogar ein erst-

maliges Wahrnehmen konflikthafter Gefühle, Gedanken und Erinnerungen. Unterschiedliche therapeutische Aktivitäten helfen, das Aufgeben der Ess-Störung erträglich zu machen, neue spezifische Problemlösungsstrategien und Kompetenzen zu erarbeiten und aufzubauen. Daraus folgt, dass die Aufgabe der Ess-Störung zwar eine wichtige Voraussetzung, aber nicht die Bewältigung der Krankheit bedeutet.

Unsere Ziele am Therapie-Centrum für Ess-Störungen sind zusammengefasst:
- Wahrnehmen und Kennenlernen der eigenen Person im sozialen Kontext,
- Erkennen, Beurteilen und Verändern essgestörter Verhaltensweisen,
- gemeinsames Erarbeiten eines Krankheitsverständnisses,
- Wahrnehmen, Beurteilen und Erproben individueller Ressourcen, Fähigkeiten und Fertigkeiten,
- Aufbau und Training von alternativen Problemlösungsstrategien,
- Erkennen und Akzeptieren von Unterstützungsmöglichkeiten,
- Bewusstmachen und Erfahren von Hilfsmöglichkeiten,
- Generalisierung und Transfer in den Alltag,
- Entwickeln eines eigenen Lebensentwurfes.

Symptomanalyse

Zu Beginn der Therapie in der tagklinischen Phase fordern wir unsere Patientinnen in einer Gruppensitzung auf, alles zu benennen, was sie als Symptome ihrer Krankheit, d. h. Anorexia nervosa, Bulimie oder Binge-Eating-Störung, bezeichnen würden. Danach erstellt jede Patientin anhand der Gruppensymptomsammlung so genau wie möglich ihre individuelle Symptomliste. Die meisten Patientinnen sind erleichtert, nach dem oft jahrelangen Verheimlichen und Verleugnen endlich ihr gestörtes Verhalten offen machen zu können, ohne als »pervers« abgestempelt zu werden. Es entlastet zu erkennen, wie viele Gemeinsamkeiten im Verhalten, Denken und Fühlen essgestörte Frauen verbinden.

Im Folgenden sind, nach Diagnosen geordnet, Symptomlisten aufgeführt, die Ihnen helfen können, Ihre persönliche Symptomliste zu erstellen, wenn Sie dies möchten.

Symptomatisches Verhalten bei Anorexia nervosa, restriktiver Typ:

Beispiele für Energiezufuhr:
- Hungern
- Light-Produkte
- Babynahrung
- nur kalorienfreie Getränke
- zuckerfreie Bonbons lutschen
- Süßstoff lutschen
- nur ganz genau bestimmte Essensmengen am Tag zu sich nehmen (z.B. 1 Apfel und 1 Knäckebrot)
- Essen verbieten trotz Hunger
- Mahlzeiten weglassen
- nur kalorienarme Lebensmittel essen

Beispiele für Energieverbrauch:
- Abführmittel
- Entwässerungsmittel
- exzessiv Sport treiben (täglich joggen und Rad fahren)
- Stress statt Essen
- im Stehen essen, lesen, stricken etc.
- Bewegungsdrang nach dem Essen (Gymnastik, lange Spaziergänge)
- absichtlich frieren
- ständig Muskeln anspannen
- Liegestütze machen
- nur noch Treppen steigen – Aufzüge und Rolltreppen meiden
- täglich ins Fitness-Studio
- Schlafentzug
- schwere Taschen mit sich tragen
- nur kalt duschen/baden

Beispiele für auffällige Essverhaltensweisen:
- kauen und ausspucken statt schlucken
- heimlich essen
- nicht vor anderen essen
- Essen vortäuschen
- Essen verschwinden lassen
- nicht nach 18 Uhr essen
- schnell essen oder
- extrem langsam essen
- immer etwas übrig lassen
- Kinderportionen essen
- einseitig essen
- Nahrungsmittel sehr klein schneiden
- an der Nahrung riechen
- Essen verzögern
- Getränke löffeln
- nachts essen
- Hunger »wegtrinken«
- nach bestimmten Essensregeln leben
- bis mittags nichts essen
- die einzige Mahlzeit am Tag zelebrieren
- nur von Puppengeschirr essen
- nur ganz wenige Lebensmittel essen
- nur aus bestimmten Gefäßen essen
- Mahlzeiten exakt vorplanen
- nur ganz scharf gewürzte Speisen essen
- ganz heiße/kalte Lebensmittel essen
- Essen vor der Mahlzeit abzählen, wie viel gegessen werden darf

Beispiele für weitere anorektische Verhaltensweisen:
- Kalorien zählen
- mehrmals täglich wiegen
- Kaugummi kauen
- Kochbücher lesen
- kein Fett verwenden
- Lebensmittel oder Kleidung »für später mal« kaufen
- Lebensmittel horten
- schlafen statt essen
- sich mit anderen vergleichen

- andere mästen wollen
- sich vor Essen ekeln
- Essensgeschmack nicht ertragen können
- Unternehmungen absagen, um Essen vermeiden zu können
- sich im Mund verletzen, um nicht essen zu können
- immer an Essen denken
- sich abmessen
- Nährwerttabellen lesen
- Nahrungsmittel abwiegen
- Beckenknochen abtasten
- extrem weite Kleidung tragen
- Kaffee als »Sättigungsmittel«
- Hunger »wegtrinken«
- Maßhose in bestimmter Größe
- ständig neue Diäten ausprobieren
- Models als Vorbilder wählen
- lügen
- andere beim Essen kontrollieren
- Schuldgefühle, wenn es schmeckt
- Rezepte für »später« sammeln
- weibliche Formen verstecken
- Körperpflege vernachlässigen
- sich oft im Spiegel kontrollieren (flacher Bauch)
- sich keine Entspannung gönnen

Beispiele für weitere mögliche Symptome:
- zwanghaftes Putzen
- zwanghaftes Waschen
- depressive Verstimmung
- Substanzmittelmissbrauch
- Alkoholmissbrauch
- Aufputschmittelmissbrauch

Symptomatisches Verhalten bei Anorexia nervosa, binge-purging-Typ:

Beispiele für Energiezufuhr:
- Light-Produkte
- Magerprodukte

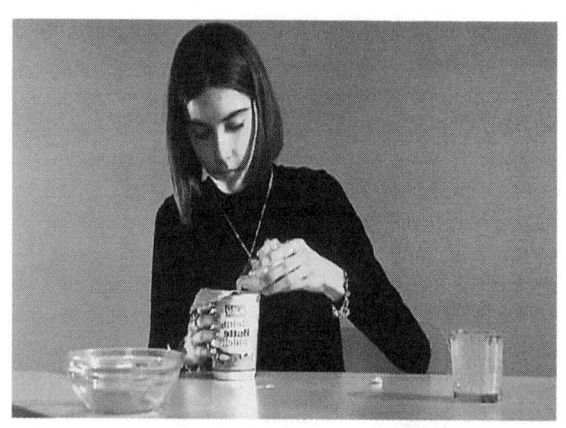

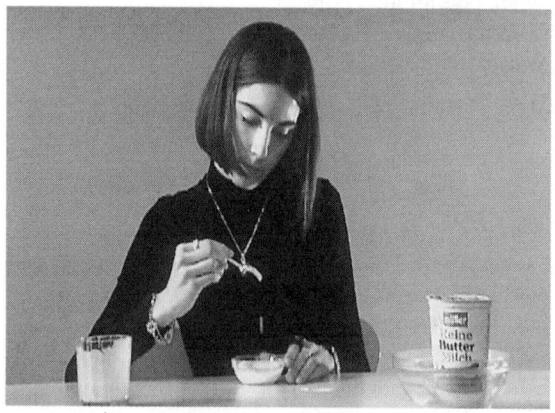

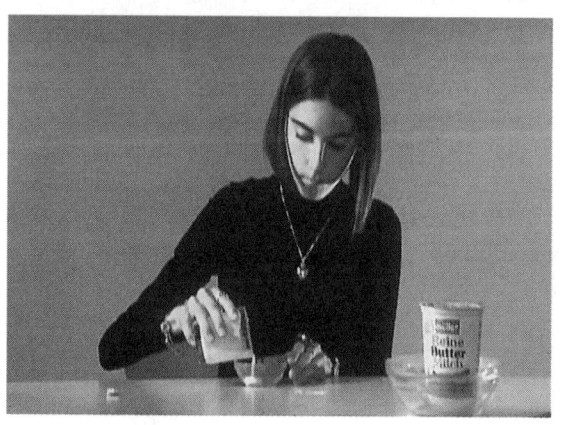

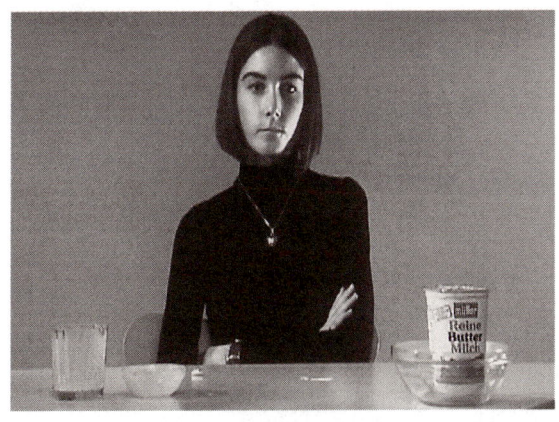

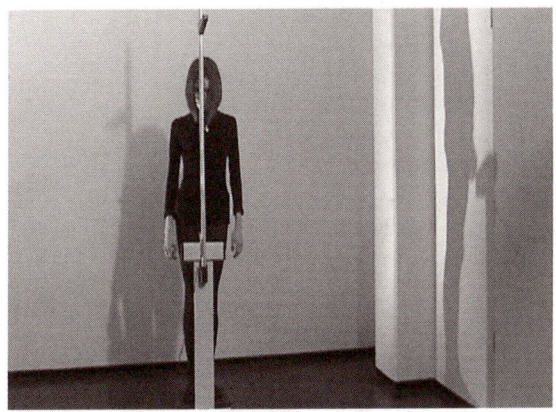

Anorexia nervosa: wiegen

- zuckerfreie Bonbons lutschen
- Fressanfälle bei fettigen, süßen, sonst verbotenen Lebensmitteln
- Fressanfälle bei Gebäck und Süßigkeiten
- Hungern
- Reformhaus- oder Naturkostladenprodukte

Beispiele für Energieverbrauch:
- regelmäßig Sport treiben, vor allem Joggen und Gymnastik
- grundsätzlich Bauch- und Beinmuskeln anspannen
- täglich Rad fahren

- spazieren »rennen«
- täglich ins Fitness-Studio
- wenig schlafen
- immer in Bewegung sein
- Abführmittel
- Entwässerungsmittel
- Erbrechen

Beispiele für weitere anorektische Verhaltensweisen:
- alles klein schneiden
- Nahrungsaufnahme zelebrieren
- nur alleine essen
- sehr eingeschränkte Lebensmittelauswahl
- immer alles aufessen müssen
- heimlich essen
- einseitig essen
- ritualisiertes Essverhalten
- verdorbene Lebensmittel essen
- alles durcheinander essen
- langsam essen
- nur von kleinem Geschirr essen
- warme Mahlzeiten meiden
- Angst haben, die Nahrung unbeobachtet zu lassen
- immer rumnaschen
- meistens das Gleiche essen
- nicht vor anderen essen
- mit dem Essen auf dem Teller spielen
- Essen vortäuschen
- ständig Diät machen
- sich überessen
- fressen
- naschen
- schlingen
- gierig essen
- nach dem Erbrechen erneut fressen
- Essen in sich reinstopfen: so viel, so schnell, so durcheinander wie möglich.
- aus der Packung essen
- bei Fressanfällen immer die gleichen Lebensmittel essen

- Essen bis zur Schmerzgrenze
- spontane, unkontrollierte Fressanfälle mit Erbrechen
- ständig Kaugummi kauen
- Kalorien zählen
- Diäten
- sich ständig mit Essen beschäftigen
- Tagträume
- Stimmung von der Waage abhängig machen
- sich immer zu dick fühlen
- Gefühl haben, dass alles egal ist
- viel über Ernährung lesen
- vortäuschen, schon gegessen zu haben
- Erbrechen vertuschen (laute Musik, Wasser laufen lassen)
- vor Essanfällen schon beim Einkaufen essen
- in einer bestimmten Reihenfolge essen
- während des Essanfalls viel trinken
- Essen für den ganzen Tag vorplanen
- Panik bei unvorhersehbaren Änderungen
- massenhafter Verzehr von Vitamintabletten
- Figurkontrolle
- Essen für den nächsten Fressanfall »bunkern«
- Stehlen für Essanfälle
- Erbrechen herbeiführen
- Isolation
- keine Freizeitinteressen mehr
- Masseneinkäufe
- sich beim Einkaufen lange nicht entscheiden können
- mehrere Läden aufsuchen, um die besten Lebensmittel zu bekommen
- Fressen und Hungern bestimmen das Denken
- Einteilung in erlaubte und verbotene Lebensmittel
- andere beim Essen beobachten und analysieren
- Alles-oder-Nichts-Denken
- das ganze Geld für Essen ausgeben (für Fressanfälle oder sehr teure Reformhausprodukte)
- bestimmte Gürtellöcher abzählen
- Beckenknochen abtasten
- Oberschenkel mit Maßband messen
- Spiegelkontrolle
- Körper nicht eincremen

- sich keine Kleidung gönnen
- möglichst kein Geld ausgeben

Beispiele für weitere mögliche Symptome:
- zwanghaftes Putzen
- zwanghaftes Waschen
- depressive Verstimmung
- Substanzmittelmissbrauch
- Alkoholmissbrauch
- Aufputschmittelmissbrauch

Symptomatisches Verhalten bei Bulimia nervosa, purging-Typ:

Beispiele für Energiezufuhr:
- Light-Produkte
- Magerprodukte
- Reformhauskost (bei Nahrung, die nicht erbrochen wird)
- billige Lebensmittel (bei Fressanfällen)
- Fressanfälle
- fettfreie Lebensmittel und Zubereitungsarten

Beispiele für Energieverbrauch:
- Erbrechen
- im Gehen oder Stehen essen
- viel Sport treiben
- täglich joggen
- Abführmittel
- Entwässerungsmittel

Beispiele für weitere bulimische Verhaltensweisen:
- genaue Essensplanung
- einseitige Ernährung
- Essen kauen und wieder ausspucken
- ritualisiertes Essen bzw. Fressen
- Kaugummi kauen, Bonbons lutschen
- ab mittags nichts mehr essen
- nie alles aufessen
- im Essen rumstochern
- nicht vor anderen essen

- keine geregelten Mahlzeiten
- schon beim Vorbereiten essen
- Mahlzeiten zu scharf würzen
- möglichst zuckerfreies Essen
- nach eigenen Essensregeln essen
- nur zu bestimmten Zeiten essen
- kleine Löffel verwenden
- vor anderen möglichst unauffällig essen
- immer halbe Stücke bzw. kleine Portionen essen
- gierig essen, heimlich schlingen
- bei Fressanfällen: kaum kauen, ohne Besteck essen, aus der Dose/ Packung essen
- sonst: ganz langsam essen, alles klein schneiden
- immer alles aufessen müssen
- überessen, bis der Bauch wehtut
- trotz Schmerzen weiteressen
- sich nebenbei »schnell was reinschieben«
- fressen ➜ erbrechen
- Kalorien zählen
- sich wiegen
- Nährwerttabellen lesen
- Lebensmittel horten oder wegwerfen
- Großeinkäufe
- Schuldgefühle nach dem Essen
- ständig an Essen denken
- Rezepte lesen
- Tagesplan nach dem Essen ausrichten
- andere mästen wollen
- Frauen- und Modemagazine studieren
- viel Kaffee trinken
- Figur kontrollieren
- lügen
- Appetitzügler nehmen
- Isolation
- Bewegung vermeiden
- zwanghafte Körperpflege
- Fixierung auf ein bestimmtes Gewicht
- »Morgen wird alles anders«
- ständig den Bauch einziehen
- häufiges Zähneputzen

- sich zu dick finden
- sein »Idealgewicht« immer niedriger ansetzen
- kein Gefühl für Mengen und Portionen
- Ausprobieren von neuen Diäten
- beim Buffet alles haben müssen

Beispiele für weitere mögliche Symptome:
- Alkoholmissbrauch
- Substanzmittelmissbrauch
- Angstzustände
- zwanghaftes Putzen
- zwanghaftes Waschen
- Selbsthass nach Fressanfällen
- Selbstverletzungen

Symptomatisches Verhalten bei Bulimia nervosa, non-purging-Typ:

Beispiele für Energiezufuhr:
- Light-Produkte
- Magerprodukte
- Fastentage
- Obst-/Reis-/Trinktage
- Reformhauskost (phasenweise)
- Überessen
- Fressanfälle

Beispiele für Energieverbrauch:
- Abführmittel
- Entwässerungsmittel
- extrem viel Sport treiben (»sich auspowern«)
- täglich schwimmen/joggen
- viel Bewegung nach Fressattacken

Beispiele für weitere bulimische Verhaltensweisen:
- viel Wasser trinken
- zwischendurch und im Stehen essen
- morgens die erste Mahlzeit lange hinauszögern
- vor anderen nichts oder wenig essen

- heißen Tee trinken, um Hunger zu überdecken
- schnell und gierig essen/schlingen
- beim Vorbereiten schon essen
- breiige Nahrung bevorzugen
- alles löffeln
- immer das Gleiche essen
- ohne Besteck essen
- aus der Verpackung essen
- Heimlichkeiten
- Entscheidungsschwierigkeiten beim Einkaufen
- Essen mit Sport verrechnen
- Erbrechen vertuschen
- nach Ernährungsregeln leben
- Kochbücher lesen
- »Morgen höre ich damit auf«
- Essen vorplanen: Wann esse ich wo, was, wie viel?
- immer alleine essen
- merkwürdige Lebensmittelkombinationen
- unpassende Lebensmittel zusammen essen
- zu heiß essen
- zu scharf würzen
- schon beim Einkaufen oder auf dem Heimweg essen
- lieblos essen
- Fressanfall läuft immer gleich ab
- Reste auf dem Teller lassen
- tagsüber möglichst wenig essen, abends: Fressanfälle
- Bauch immer mit Kissen, Tasche etc. bedecken
- weite Kleidung tragen
- Ausprobieren von »Diätunterstützern«, wie z.B. Apfelessig, Entschlackungstees
- Einteilung in erlaubte und verbotene Lebensmittel
- »Wenn-Dann«-Denken
- Gewissensbisse
- Selbstabwertung
- Isolation
- Absagen von Verabredungen, um fressen zu können

Beispiele für weitere mögliche Symptome:
- Alkoholmissbrauch
- Substanzmittelmissbrauch

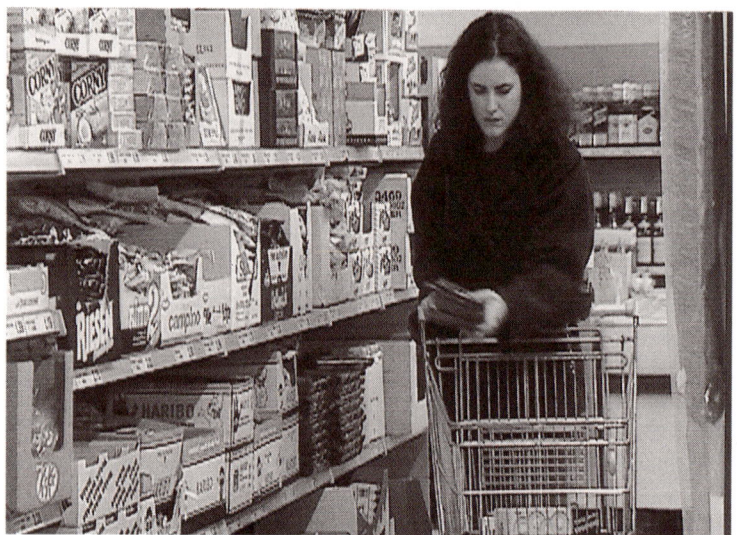

Bulimia nervosa: Einkaufen für einen Fressanfall

- Angstzustände
- zwanghaftes Putzen
- zwanghaftes Waschen
- Selbsthass nach Fressanfällen
- Selbstverletzungen

Symptomatisches Verhalten bei Ess-Störung NNB:

Beispiele für Energiezufuhr:
- Light-Produkte
- Magerprodukte
- Süßstoff
- viel Obst und Gemüse
- Nulldiät
- Fertigprodukte
- Süßigkeiten
- kalorienreiche Lebensmittel
- tagsüber fasten oder nur geringe Mengen essen

Beispiele für Energieverbrauch:
- im Stehen essen
- Fitness-Studio
- Joggen

Beispiele für auffällige Verhaltensweisen bei Ess-Störung NNB:
- Diät machen
- viel trinken
- Essensregeln: bis 12 Uhr nur Obst oder Gemüse
- hastiges Verschlingen der Nahrung beim Fressanfall
- alles durcheinander reinstopfen
- überwiegend kalt essen, da die Zubereitung zu lange dauert
- mit den Händen essen
- heimlich essen
- nicht mehr aufhören können zu essen
- teilweise Bekleckern der Kleidung und des Bodens
- Lügen
- spezielle Kochbücher
- Bücher wie »Fit for Fun«
- am Gürtel messen
- sich mit anderen vergleichen
- Kalorien zählen
- alles auf morgen verschieben
- vor dem Fernseher essen
- sich kaum noch von der Stelle bewegen
- Körperpflege vernachlässigen
- alles klein schneiden
- lange kauen
- langsam Essen
- Essen verwürzen
- Essen durch Tee mit Süßstoff ersetzen
- bestimmte Rituale beim Essen
- Essenspläne aufstellen
- sich häufig wiegen
- Körper kontrollieren
- Spiegelkontrolle
- Vitamintabletten
- Alles-oder-Nichts-Denken
- Gewichtsabnahme planen

- Monate vorausdenken
- Tagträume
- vom Essen träumen
- zur Beruhigung in den Kühlschrank schauen (»du könntest jetzt essen«)
- Freizeit zum Schlafen nutzen
- sich verkriechen
- Essen horten
- permanente Müdigkeit
- Xenical einnehmen, um Durchfall zu bekommen
- andere mästen wollen
- kochen, backen
- ewig einkaufen
- lügen
- sich verfälschen (Haarteile, farbige Kontaktlinsen)
- immer ans Essen denken
- nichts übrig lassen können
- rumnaschen
- zum Abschluss immer Süßigkeiten essen

Beispiele für weitere mögliche Symptome:
- Alkoholmissbrauch
- Substanzmittelmissbrauch
- Angstzustände
- zwanghaftes Putzen
- zwanghaftes Waschen
- Selbsthass nach Fressanfällen
- Selbstverletzungen

Symptomatisches Verhalten bei Ess-Störung NNB, Binge-Eating-Störung:

Beispiele für Energiezufuhr:
- Light-Produkte
- Süßigkeiten
- Überessen
- fette Speisen
- Fressanfälle

Beispiele für auffällige Verhaltensweisen bei Binge-Eating-Störung:

- Fressanfälle
- gierig essen
- schlingen
- ohne Besteck essen
- aus der Verpackung essen
- nicht vor anderen essen
- unterwegs, auf der Straße essen
- Isolation
- Bewegung vermeiden
- viel fernsehen
- fernsehen zu Fressanfällen
- Menschen meiden
- nicht ans Telefon gehen
- Körper vernachlässigen
- keine Kleidung mehr kaufen
- Lebensmittel kalt essen
- immer genug für einen Fressanfall zu Hause haben
- tagsüber schon an abends denken, was ich essen will
- »Das war das letzte Mal«
- anderen von Diäten erzählen
- Freunde vernachlässigen

Beispiele für weitere mögliche Symptome:

- Alkoholmissbrauch
- Substanzmittelmissbrauch
- Angstzustände
- zwanghaftes Putzen
- zwanghaftes Waschen
- Selbsthass nach Fressanfällen
- Selbstverletzungen (Fingernägel kauen, Haare ausreißen)

Symptom-Dias

Nachdem jede Patientin ihre persönliche Symptomliste erstellt hat, regen wir sie dazu an, ihr »Essritual«, d.h., das für ihre Ess-Störung charakteristische Verhalten, in einem »Drehbuch« zu beschreiben, um es dann vor der Kamera zu demonstrieren. Auf diese Weise erhält jede Patientin »Symptom-Dias«, die sie in der Gruppe zeigt und kommentiert. Die Fragen der Gruppenmitglieder sind ebenso einfühlsam wie fachkundig und verständnisvoll, sodass die meisten ihre Diasymptompräsentation positiv erleben, d.h., sie haben das Gefühl, in einer Gemeinschaft angekommen zu sein, in der sie verstanden und akzeptiert werden. Nicht wenige Patientinnen äußern sich angesichts ihrer eigenen Dias erstaunt, etwa über die riesige Nahrungsmenge, die sie während einer Heißhungerattacke verschlungen haben – sie hatten das Ausmaß zuvor nicht erfasst. Andere erkennen an dem bizarren Hungerregime einer anderen ihr eigenes krankhaftes Verhalten. Das fast uniforme Verhalten, Denken und Fühlen essgestörter Frauen wird in solchen Diapräsentationen besonders deutlich.

Einige ausgewählte Bilder sollen die Leserinnen und Leser dazu anregen, sich das eigene essgestörte Verhalten möglichst realistisch vor Augen zu halten – Bilder von Skulpturen, die jede Patientin zu Beginn der Behandlung im TCE formt, vermitteln uns einen Eindruck, was es heißt, an Magersucht und Bulimie krank zu sein.

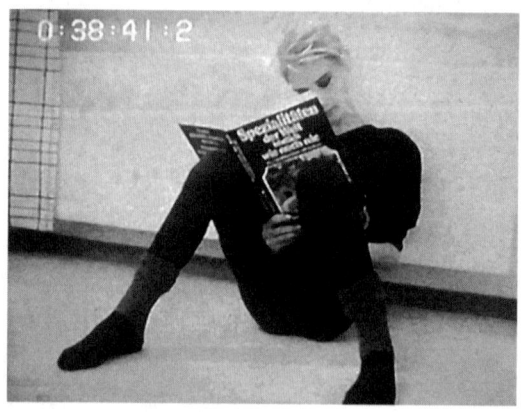

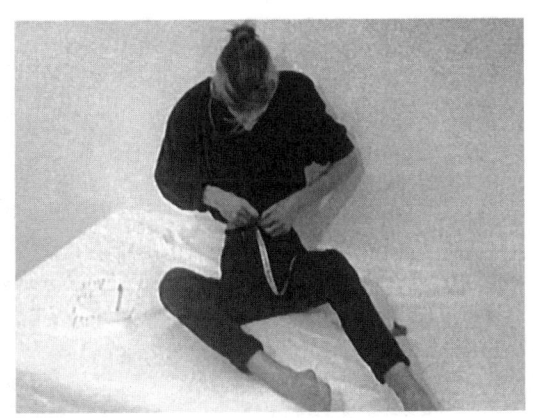

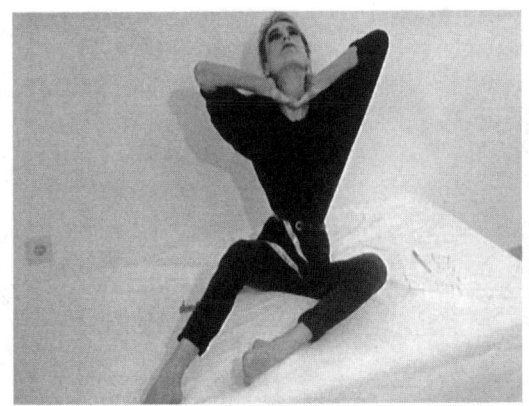

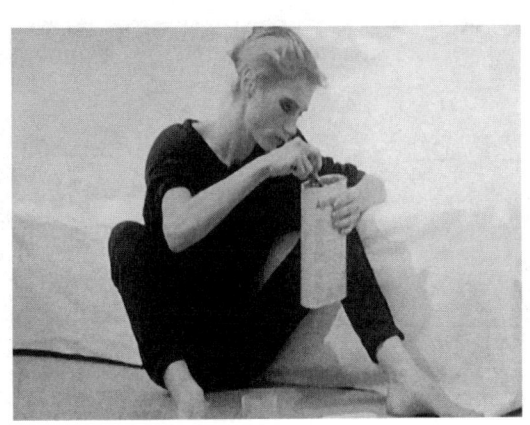

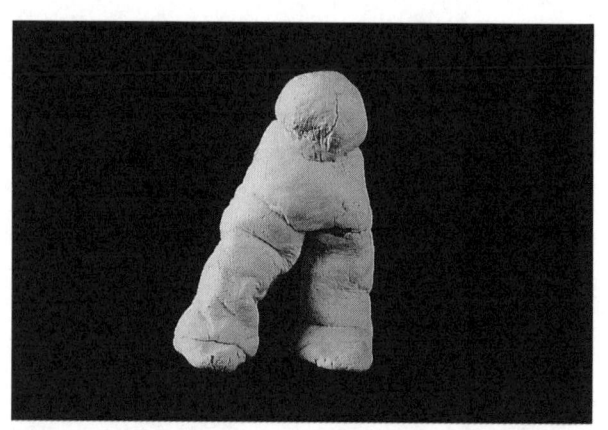

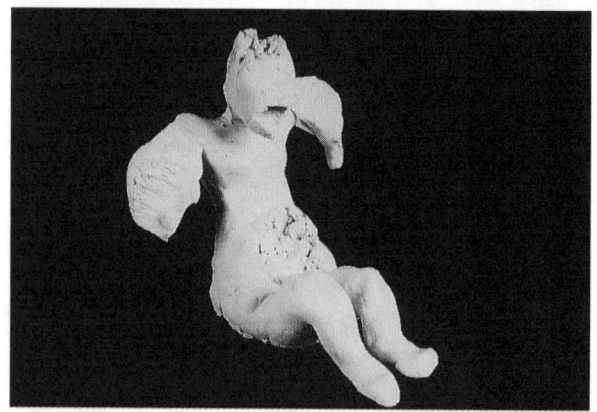

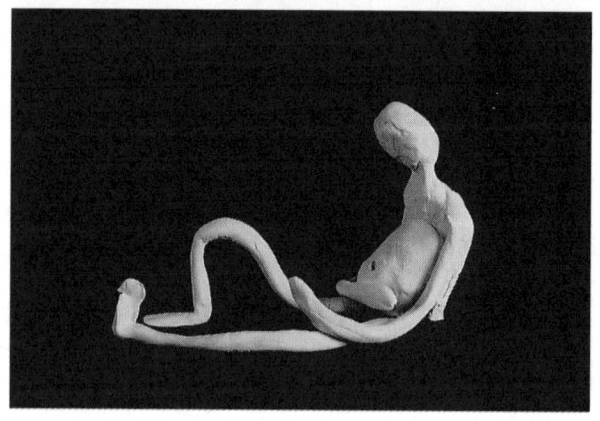

Verhaltenstherapeutische Arbeitsmodelle

Unsere therapeutische Aufgabe sehen wir darin, den Betroffenen deutlich zu machen, dass sie es sind, die sich essgestört verhalten (hungern, Nahrung verschlingen, erbrechen), und dass sie es sind, die dieses Verhalten aufgeben müssen, wollen sie die Krankheit überwinden. Nicht wir Ärzte/Therapeuten können heilen, sondern die Betroffenen selbst müssen Fehlverhalten verlernen und »gesundes« Verhalten neu lernen. Allerdings ist es Aufgabe der Therapeuten, zu motivieren und Mut zu machen und nach konstruktiven Alternativen zu den selbstzerstörerischen Ess-Störungen zu suchen. Sie müssen begreiflich und transparent machen, wie und warum es zu dem Fehlverhalten gekommen ist und welche Möglichkeiten und Wege es gibt, Verhalten, Denken und Wahrnehmen zu verändern. Als Basis für eine konstruktive Zusammenarbeit zwischen Therapeuten und Patientinnen halten wir es für unumgänglich zu signalisieren, wie schwer es sein muss, eine Krankheit aufzugeben, die über lange Zeit Lebenssinn und -inhalt war.

Voraussetzung für ein eigenverantwortliches Handeln der Patientinnen und Patienten ist ein umfangreiches Wissen um die eigenen Probleme und Krankheitssymptome sowie deren aufrechterhaltende Bedingungen. In den neuen Konzepten verhaltenstherapeutischer Gruppenarbeit nehmen daher Informationsvermittlung und so genannte psychoedukative Ansätze einen zentralen Raum ein. Für Fiedler (1996)[1] ist die Weitergabe vorhandenen Wissens über Entstehung, Verlauf und Behandlung psychischer Störungen an diejenigen, die es betrifft, der wesentlichste Aspekt, der »die moderne Verhaltenstherapie von den übrigen Psychotherapieverfahren grundlegend unterscheidet«.

Essgestörte Patientinnen sind in aller Regel gefährlich lange nicht motiviert, ihr Fehlverhalten aufgeben, auch dann nicht, wenn die positiven Aspekte der Krankheit wie Bewunderung, Macht und Stärke längst weit in den Hintergrund getreten sind und die negati-

---

1 Fiedler, P.: Verhaltenstherapie in und mit Gruppen. Weinheim: Beltz Psychologie Verlags-Union, 1996.

ven Konsequenzen der Krankheit (Einsamkeit, Isolation, Depression, körperliche Beschwerden) das Leben beherrschen. Die Aufgabe der Symptome ist für viele Betroffene verbunden mit extremer Angst, das Einzige, was sie zu besitzen glaubten und über das sie Kontrolle ausüben konnten, hergeben zu müssen. »Mein Körper, der hat mir gehört und mit dem konnte ich machen, was ich wollte und wenn ich mich zu Tode gehungert hätte, da konnten mir meine Eltern nicht dreinreden.«

Absolute Transparenz im therapeutischen Vorgehen fördert nach unserer Überzeugung und Erfahrung das Vertrauen essgestörter Menschen für ein therapeutisches Arbeitsbündnis und die Motivation, krankheitsspezifisches Denken, Glauben und Verhalten zu verändern.

Wir sehen u.a. in dem ABC-Störungsmodell der rational-emotiven Therapie (RET) von Ellis (1995)[1] ein praktikables Arbeitsmodell zur kognitiven Umstrukturierung. Das Modell macht Auswirkungen von angemessenen und unangemessenen Gedanken und Überzeugungen auf Verhalten und Gefühle transparent. Nicht die aktivierenden oder konkreten Ereignisse (A) in unserem Leben führen zu Konsequenzen auf der Gefühls- oder Verhaltensebene, sondern unsere persönliche, subjektive Bewertung (B) einer Situation oder eines Ereignisses.

A(activating events)	B(beliefs)	C(consequences)
Auslösende Ereignisse	Bewertungen	Konsequenzen Überzeugungen

Bewertungen lassen sich nach Ellis in rationale (RB) und irrationale (IB) Bewertungen einteilen. Irrationale Bewertungen führen zu psychischen Störungen. Sie sind nicht wahr, stellen eine Forderung dar, führen zu gestörten Gefühlen, sind ein Hindernis für die Erreichung eines Ziels.

---

1 Ellis, A. und Grieger, R. (Hrsg.): Praxis der rational-emotiven Therapie. Reprint der 1. Auflage 1979. Weinheim: Beltz Psychologie Verlags-Union, 1995).

Beispiele:

A	B	C
kein Anruf auf dem Anrufbeantworter	niemand denkt an mich niemand mag mich ich werde immer allein sein	Fressanfall

A	B	C
vor einer Prüfung	ich kann nichts ich bin eine Versagerin wenn ich durchfalle, bin ich verloren das Einzige, was ich kann, ist hungern	Nulldiät Joggen

Es ist lohnend, Gedanken, die meist automatisch ablaufen, mittels des ABC-Modells auf reale oder irreale Bewertungen hin zu überprüfen.

Liegt unseren Bewertungen von Situationen oder Ereignissen ein so genanntes dichotomes Denken, d.h., extreme Beurteilungskriterien (schwarz–weiß, gut oder schlecht) zugrunde, neigen wir zum Katastrophisieren – es wird schief gehen, ich werde versagen – oder zur Übergeneralisierung – immer, jedes Mal, niemals –, müssen wir diese irrealen Bewertungen umwandeln in reale, und wir werden erkennen, dass wir damit in der Lage sind, das negative C in ein positives C zu verwandeln.

A	Meine Freundin (die sehr schlank ist) sagt, dass sie sich zu dick findet.	
B	**negativ:** Wenn sie sich dick findet, wie findet sie dann erst meine Figur! Ich bin auch nicht schlanker als sie, ich bin auch zu dick.	**positiv:** Die meisten jungen Mädchen bemäkeln ihre Figur, und ihr Problem ist nicht mein Problem. Ich habe mich vorher auch nicht viel zu dick gefühlt, also warum jetzt, so nicht einmal meine Figur bemäkelt wurde.
C	**negativ:** Ich fange an, meine Figur wieder viel kritischer zu beobachten und fühle mich zu dick.	**positiv:** Ich vermische nicht die Gefühle meiner Freundin zu ihrer Figur mit den Gefühlen zu meiner Figur, d.h., wenn meine Freundin sich zu dick fühlt, übertrage ich das nicht auf mich und wechsle das Thema.

A	Eine Freundin erzählt stolz, dass sie 5 kg abgenommen hat und das supergut findet.	
B	**negativ:** Sie ist jetzt viel dünner als ich. Sie ist immerhin so stark, es zu schaffen. Nicht einmal dazu bin ich imstande. Sie ist jetzt viel erfolgreicher, attraktiver, beliebter. Ich bin so fett!	**positiv:** Na und, ich bin mit meinem Körper zufrieden. Es gibt Wichtigeres als Gewicht und Aussehen. Irgendwie tut sie mir Leid.
C	**negativ:** Hungern Erbrechen Sport	**positiv:** Ihr meine Gedanken dazu mitteilen. Mich mit anderen Freunden treffen. Mir etwas Gutes tun. Mich nicht auf ihre kranken Gedanken einlassen.

A	Ich probiere einen Badeanzug und einen Bikini an.

B

negativ:	**positiv:**
Ich bin zu dick, um so etwas zu tragen. Ich habe keine geeignete Figur, meine Hüften/Oberschenkel sind zu dick. Mein Körper ist schwabbelig, nicht straff/braun genug. Ich bin so aufgeschwemmt und habe überall Wasser eingelagert. Meine Mutter/Familie würde sich für mich schämen, wenn sie mich so sehen würden. Mit der Figur gefalle ich keinem Mann. Jeder Mann würde mich sofort verlassen, wenn er mich nackt sehen würde. Ich habe Fettlappen, Fettröllchen am Bauch, wenn ich sitze. Meine Schwester hat eine sehr gute, beispielhafte, vorzeigbare Bikinifigur.	Ich habe mein Idealgewicht, da ist es krank zu sagen, ich sei zu dick. Es gibt Schlankere, aber auch viel Dickere, die auch im Bikini rumlaufen. Mein Körper ist straff, am Bauch vielleicht nicht ganz »perfekt«, aber das ist normal. Es geht nicht darum, den Schönheitswettbewerb um die braunste Haut zu gewinnen. Ich bin auch blass hübsch. Ich darf so rumlaufen, wie ich will, solange ich mich wohl dabei fühle. Und im Bikini stelle ich ganz sicher kein öffentliches Ärgernis dar. Ich bin nicht aufgeschwemmt, sondern straff. Und ein wenig Wasser einzulagern gehört zum weiblichen Zyklus. Wenn meine Familie sich schämt, ist das ihr Thema. Mir ist wichtig, dass ich mich wohl fühle. Jeder Mensch, dem ich wirklich etwas bedeute, wird mich nicht über meine Figur definieren und mich ganz sicher nicht deswegen verlassen. Meine Schwester sieht magersüchtig, knochig aus. Mein Freund akzeptiert mich und meinen Körper so, wie ich bin.

C

negativ:	positiv:
Sport, Sport, Sport ... und wenig bis nichts essen, um meine Figur à la Hollywood zu trimmen. Schlechtes Selbstwertgefühl. Abhängigkeit von den Wertmaßstäben und der Bewertung anderer. Bauchmuskeltraining.	Ich kaufe den Badeanzug oder sogar den Bikini, der mir gefällt und in dem ich mich wohl fühle. Wieder ein kleiner Schritt in Richtung Selbstwert und Selbstbewusstsein. Sport in Maßen zum Spaß (Schwimmen ohne Angst vor abfälligen Blicken bzgl. Figur).

A	Ich schaue Fotos an und sehe Bilder vom letzten Sommer, wo ich oben ohne am Strand lag.

	negativ:	**positiv:**
B	Ich bin zu dick. Alle haben sich zu Recht für mich geschämt. Es ist peinlich, dass ich mit so einer Figur oben ohne daliege. Meine Schwester ist viel dünner. Meine Brustwarzen gefallen mir nicht, kein Mann wird sie mögen. So etwas Beschämendes darf ich nie wieder tun.	Ich habe mein Idealgewicht und eine schöne weibliche Figur mit weiblichen Rundungen. Wenn sich meine Mutter/Familie für mich schämt, so ist das weder meine Schuld noch mein Problem, sondern ein Armutszeugnis für Oberflächlichkeit der jeweiligen Person. Ich darf mich am Strand oben ohne hinlegen, wenn ich es will – andere haben das Recht dazu und ich ebenso. Meine Schwester mag zwar dünner sein, hat aber trotzdem keine bessere oder schlechtere Figur als ich. Meine Schwester sieht fast schon anorektisch aus. Die Einzige, die meine Brustwarzen etwas angehen, bin ich. Es geht nur darum, dass ich mir gefalle und mit mir zufrieden bin. Meine Brüste sind eben Natur pur. Mein Freund mag meine Brüste, und der ist auch ein Mann. Oben ohne am Strand zu liegen ist in der heutigen Zeit nichts, dessen man sich schämen müsste.

	negativ:	**positiv:**
C	Abnehmen. Gedanken über Brust-OP. Rückzug. Schamgefühl. Hass gegenüber meinem Körper.	Ich bin so frei und entblöße mich oben herum auch weiterhin, wenn es mir beliebt. Ich vergleiche weniger. Mir geht es gut mit mir.

Wir motivieren unsere Patientinnen im Verlauf der Therapie, sich das ABC-Modell so zu Eigen zu machen, dass sie in kritischen Situationen, in denen gedanklich fast automatisch die vertraute negative Bewertung ablaufen will, innehalten und das negative B in ein positives B umwandeln. Dieses Vorgehen bewährt sich besonders in Rückfallgefahr-Situationen.

Ein weiteres Modell setzen wir ein, um den Patientinnen zu veranschaulichen, was die Bedingungen waren, die zu ihrer Erkrankung geführt haben, und welche Bedingungen heute die Ess-Störung aufrecht erhalten. Es handelt sich dabei um das so genannte S-O-R-C-Schema.

S =	Stimulus/Situation, Auslöser einer bestimmten Reaktion
O =	Organismusvariable, d.h. Persönlichkeit eines Menschen (Eigenschaften, Gewohnheiten, Einstellungen, Lerngeschichte …)
R =	Reaktion auf eine Situation, z.B. Entwicklung einer Ess-Störung
C =	Konsequenz des Symptoms: positiv (kurzfristig), negativ (langfristig)

S	Leistungsdruck innerhalb der Familie, während der Schulzeit, Studienzeit und bei der Ausübung meines Berufes.
O	Ich schaffe das nicht. Ich bin nichts, ich kann nichts und ich werde auch nie jemand sein. ich bin nicht intelligent genug. Ich werde es im Leben nie zu etwas bringen. Es ist wichtig, erfolgreich im Leben zu sein. Wenn ich gut bin, werde ich vielleicht geliebt. Gute Noten sind wichtig für das spätere Leben.
R	Noch mehr lernen und arbeiten. Angst vor dem Versagen. Abbruch der Kontakte zu Gleichaltrigen. Hungern.

C	**Kurzfristig:** Gutes Gefühl, selbstbewusster und leistungsfähiger. **Langfristig:** Verzweiflung. Einsamkeit. Schlechte Konzentration. Leistungsabfall. Körperliche Folgen der Überarbeitung und des Gewichtsverlustes. Kein Kontakt mehr zu Gleichaltrigen. Depressionen. Isolation.

S	Vergewaltigung durch meinen ehemaligen Freund.
O	Ich bin Schuld. Ich habe es verdient. Ich habe ihn provoziert, weil ich viel zu weiblich bin. Ich hasse mich und meinen Körper. Ich bin schmutzig, widerlich und ekelhaft. Ich möchte am liebsten nicht auf der Welt sein, möchte tot sein. Ich habe keine Daseinsberechtigung. Für was bin ich auf dieser Welt!
R	Schweigen. Rückzug. Selbsthass. Verzweiflung. Träume mich sehr oft in eine andere Welt. Angst vor dem Einschlafen, vor Menschen, vor Nähe und Berührungen, vor Dunkelheit usw. Ablehnen von Weiblichkeit. Radikales Hungern. Kurzer Haarschnitt.
C	**Kurzfristig:** Gutes Gefühl wegen Gewichtsverlust. **Langfristig:** Suizidgedanken, Magersucht. Körperliche Folgen der Magersucht. Geringes Selbstwertgefühl. Vereinsamung. Hass- und Ekelgefühl gegenüber meinem Körper. Depressionen.

Kindheit

S	Unausgesprochener Leistungsanspruch in der Familie, Vergleiche mit meiner Schwester.
O	Ich muss etwas leisten, damit meine Eltern mit mir zufrieden sind. Ich bin nicht so geistreich wie meine Schwester. Ich muss mich anstrengen, um meine Eltern nicht zu enttäuschen.
R	Ich versuche, älter zu wirken, als ich bin. Ich verberge Gefühle, verspüre Unsicherheit und Hemmungen. Ich lerne mehr.
C	**Kurzfristig:** Gefühl der Selbstständigkeit, Unverletzlichkeit, Bewunderung. **Langfristig:** Ich bin einsam, aggressiv und gut in der Schule.

Pubertät

S	Meine Schwester nimmt ab und zieht von zu Hause aus. Die Beziehung zwischen ihr und meiner Mutter wird immer enger.
O	Ich bin dicker und hässlicher als meine Schwester. Ich bin weniger wert. Ich kann nichts. Meine Eltern lieben meine Schwester mehr als mich. Ich will so sein wie meine Schwester.
R	Ich fühle mich hässlich und unwohl. Ich versuche, in der Schule besser zu sein als meine Schwester. Ich hungere, mache Diäten. Ich fühle mich unsicher, will meine Gefühle verbergen, keine Schwäche zeigen. Ich distanziere mich von allen.

C	**Kurzfristig:** Rückzug, Dünnsein, abnehmen. Höherer Selbstwert, Kontrolle. Anerkennung. **Langfristig:** Ich übergehe mich, nehme mich nicht mehr wahr. Periode bleibt aus. Einsamkeit, Angst vor Nähe. Magersucht.

S	Mein Vater hat Depressionen und steht im Mittelpunkt der Familie.
O	Ich muss Rücksicht nehmen. Ihm geht es viel schlechter als mir. Ich habe kein Recht, Probleme zu haben. Ich bin eine Last und Zumutung für ihn. Ich will es ihm recht machen. Ich bin hilflos. Immer geht es nur um ihn, aber er ist ja auch krank.
R	Ich spreche nicht mehr über mich, ziehe mich zurück. Verspüre Kälte und Aggressivität gegenüber meiner Mutter. Ich denke nur noch übers Essen nach und hungere und fresse im Wechsel. Ich verberge/vergesse meine Bedürfnisse und Gefühle. Ich habe Fressanfälle.
C	**Kurzfristig:** Abgrenzung vom Vater, habe eigenen Raum. Berechtigung, dass es mir auch schlecht gehen darf. Die anderen haben Angst vor meiner Kälte, lassen mich in Ruhe. Ich bin unnahbar und habe die Kontrolle. **Langfristig:** Depressionen, Einsamkeit, fühle mich unverstanden, bin überempfindlich, verspüre Unsicherheit. Isolation. Bulimie.

S	Meine Freunde erzählen mir ihre Probleme, sehen mich als Ratgeberin und bewundern meine Stärke.

O	Wenn ich Gefühle zeige, bin ich schwach, dann mag mich keiner mehr und ich werde ausgenützt. Die Stärke macht mich aus, etwas anderes habe ich nicht, vom Aussehen her gefalle ich nicht. Ich darf niemanden zu nah an mich ranlassen, da er sonst merkt, wie sehr er sich getäuscht hat in mir. Dann werde ich verletzt. Meine Freunde bewundern mich für etwas, was ich nicht bin. Niemand versteht mich. Keiner kennt mich.
R	Hungern. Fressanfälle. Gefühle verbergen. Neue Situationen meiden. Aggressionen – andere zurückstoßen. Keine klare Stellung beziehen. Immer weniger reden. Angst, etwas Falsches zu sagen, ertappt zu werden. Unsicherheit, Selbstzweifel, alles schlecht machen.
C	**Kurzfristig:** Disziplin, Kontrolle. Stark wirken, Anerkennung. **Langfristig:** Depressionen. Entscheidungsunfähigkeit. Rotwerden. Fühle mich unsicher und einsam. Rückzug von Freunden. Nichts außer Hungern, Fressen, Kotzen zählt noch in meinem Leben.

S	Meine Eltern streiten sich immer häufiger, meine Mutter wird immer depressiver und ich kann mich immer weniger abgrenzen.
O	Ich bin schuld, weil ich ihr nicht helfen kann. Ich bin überflüssig und gehe jedem nur auf die Nerven. Mir darf es nicht gut gehen, wenn es meiner Mutter nicht gut geht. Ich finde mich schrecklich, ich bin es nicht wert, dass ich esse, dass ich lebe.
R	Weglassen von Süßigkeiten. Dann immer radikaleres Hungern, nur noch Lernen für die Schule.

C	**Kurzfristig:** Gewichtsverlust, besseres Körpergefühl. Leistungssteigerung in der Schule. **Langfristig:** Rückzug, Traurigkeit, Magersucht.

Kindheit

S	Geburt meiner Schwester.
O	Wenn ich braver, toller, lieber, besser usw. gewesen wäre, hätten meine Eltern kein zweites (besseres) Kind gewollt. Ich genüge meinen Eltern nicht. Ich bin nicht gut genug. Ich bin entthront (als Einzelkind). Meine Eltern haben das neue (bessere) Kind lieber als mich. Ich muss ab sofort unbedingt besser sein als meine Schwester, damit meine Eltern sehen, dass ich auch noch da bin, und mich lieb haben.
R	Aggressionen, aggressives Verhalten gegenüber meiner Schwester aus Angst, die Liebe meiner Eltern zu verlieren.
C	Mittelpunktstellung nicht aufgeben müssen. Asthma (aus heutiger Sicht meiner Meinung nach psychosomatisch, um Zuwendung zu bekommen), Nägelkauen (Selbsthass), hysterische Anfälle (um Aufmerksamkeit zu bekommen). Minderwertigkeitsgefühle gegenüber meiner Schwester und jedem, der besser ist als ich. Aggression, Eifersucht, Leistungsdruck.

Pubertät

S	Kindlich-mollige Figur meiner Schwester. Kommentar meiner Mutter: »Du bist zu dick!« Ist selbst voller Minderwertigkeitskomplexe.
O	Wenn ich dünner bin als sie, rechnet mir meine Mutter mein Schlanksein als Leistung an. Wenn ich die Dünnste bin, bin ich die Beste. Ich muss besser (also schlanker) sein als meine Schwester. Immer bin ich schlechter als meine Schwester, beim Abnehmen kann ich jetzt endlich die Bessere sein. Wenn ich dünner bin, bin ich beliebter, glücklicher, dann lieben mich meine Eltern.
R	Diätversuche, sehr wenig essen.
C	**Kurzfristig:** Ich wurde dünner als meine Schwester. Abnehmen als Leistung, sichtbarer »Erfolg«. **Langfristig:** Magersucht. Minderwertigkeitsgefühle. Verlassenheitsängste.

S	Als Austauschschülerin im Ausland. Lauter sportliche Mädels, keine Essenskontrolle vonseiten meiner Gasteltern.
O	Ich muss es schaffen, sichtlich abzunehmen, bis ich wieder nach Hause fahre. Ich muss im Sport die Beste sein. Ich bin zu dick. Ich muss abnehmen, damit Mama sich freut, mich wieder zu sehen, und damit sie mich wieder lieb hat. Das ist meine Chance, dass ich Mamas Bewunderung bekomme. Wenn ich nicht genug abnehme, habe ich versagt.

R	Tägliches Schwimm- und Lauftraining. Oft tagelang nichts gegessen. Sport und Gedanken ums Essen dominieren den Tag.
C	**Kurzfristig:** Ich fühle mich gut und stark, weil ich es schaffe, mein strenges Ess- und Sportprogramm durchzuziehen und abzunehmen. **Langfristig:** Magersucht. Anorektisches Denken. Essen als Lebensinhalt bzw. Nichtessen, Hungern. Essensgedanken kompensieren. Heimweh, Einsamkeit, Sehnsucht nach Liebe und Anerkennung.

S	Ich habe 5 kg abgenommen, komme vom Auslandsaufenthalt nach Hause. Meine Mutter merkt nicht, dass ich abgenommen habe.
O	Ich habe nicht genug abgenommen. Ich habe versagt. Ich bin immer noch zu dick. Ich muss noch mehr abnehmen, damit die endlich stolz auf mich sind. Ich muss so viel abnehmen, dass es alle merken.
R	Weniger essen, mehr Sport, Rückzug aus mitmenschlichen Beziehungen. Konzentration auf Sport und Hungern.
C	**Kurzfristig:** Großer Gewichtsverlust, viel Aufmerksamkeit und Besorgnis. **Langfristig:** Magersucht. Meine Mutter war nicht froh über meine Gewichtsabnahme, sondern besorgt und bekümmert, weshalb ich dann Schuldgefühle hatte. Leistungsdruck, auch beim Abnehmen!

S	Gefühle wie Alleinsein und Leere werden so schlimm in der Schule, dass ich die Schule wechsle für einen Neuanfang. Doch die alten Muster und Gedanken tauchen dort genauso wieder auf. Außerdem bin ich unglücklich/hoffnungslos verliebt in einen Typen aus der neuen Schule.
O	Ich bin unfähig, Freundschaften zu knüpfen. Ich bin eine Streberin, uncool, uninteressant, Prellbock, unbeliebt, Außenseiterin. Alle lästern über mich. Keiner mag mich. Der Typ interessiert sich nicht für mich, weil ich zu dick, zu hässlich, zu uncool etc. bin. Niemand hat mich lieb. Ich muss Topleistungen bringen, damit meine Familie mich mag, aber dann mag mich niemand mehr aus der Schule (Streberin). Ich habe versagt, weil ich mein Hungern nicht mehr durchhalte.
R	Frustfressen und dann Kotzen zur Kompensation. Ich habe versucht, es allen recht zu machen und immer möglichst lieb und nett zu sein, damit sie mich ja nicht hassen. Viel lernen, um Topleistungen bringen zu können. Wut, Frust, Trauer, Selbsthass, Verzweiflung über meine Situation in der Schule durch aggressives Verhalten meiner Familie gegenüber weggemacht.
C	**Kurzfristig:** Kurzzeitige Befriedigung durch Fressanfälle. **Langfristig:** Bulimie. Selbsthass, Selbstverletzung. Gefühl des völligen Alleinseins. Minderwertigkeitsgefühle. Aggressionen gegen mich und meine Familie. Hysterische Anfälle, wenn ich nicht meinem Leistungs- und Vorstellungsdenken entsprochen habe.

S	Aussage meiner Grundschullehrerin in der 2. Klasse: »Deutsch liegt Ihrer Tochter nicht, wird wohl auch nie ihre Stärke werden, dafür ist sie ja in Mathe gut.«
O	Von wegen, ich bin nur in Mathe gut! Ich werde in Deutsch so viel üben, bis ich besser bin. Ich muss gerade in Deutsch besser werden/sehr gut sein, damit ich nicht mehr so gehänselt werden kann wegen meiner Abstammung.
R	Fleißaufgaben gemacht, jeden Tag Diktat geübt, Aufsätze geschrieben. Bücher aus der Bücherei ausgeliehen und gelesen, um besser Aufsätze schreiben zu können und für die Rechtschreibung zu trainieren. Angst vor dem Deutschunterricht.
C	**Kurzfristig:** Für das Fach Deutsch extrem viel gelernt. Leistungsanspruch an mich erhoben. **Langfristig:** Ständige Angst vor Deutscharbeiten.

S	Hänseln meiner Klassenkameraden in der 1. und 2. Klasse
O	Ich bin nur ein »Neger« und nichts wert. Ich habe kein Recht, mit den anderen spielen zu dürfen.
R	Fühlte mich als Außenseiterin in der Klasse.
C	Rückzug, Minderwertigkeitskomplexe.

S	Entscheidung Ende der 4. Klasse wegen der weiterführenden Schule: Vater: Gymnasium, Mutter: Realschule, ein Kind sollte nicht überfordert werden, Lehrerin: Realschule.
O	Ich muss aufs Gymnasium und meinem Vater beweisen, dass ich so gut sein kann, wie er es gerne möchte. Ich muss aufs Gymnasium, um Anerkennung und Achtung von meinem Vater zu bekommen. Ich möchte meiner Mutter beweisen, dass ich nicht überfordert bin, wenn ich aufs Gymnasium gehe. Ich zeig es meiner Lehrerin, die mich sowieso noch nie gemocht hat!
R	Ich bestand darauf, aufs Gymnasium gehen zu dürfen.
C	Leistungsdruck, Lernen stand über allem. Ich musste mir und meinen Eltern beweisen, dass ich gut genug fürs Gymnasium bin.

S	Krankenhausaufenthalte meines Vaters.
O	Mein armer Vater liegt alleine im Krankenhaus, ich muss für ihn sorgen. Ich muss meinen Vater so oft wie möglich besuchen, muss für ihn da sein.
R	Ich habe meinen Vater in dieser Zeit täglich besucht und jede Verabredung oder Schwimmtrainingsstunden sausen lassen.
C	Ich habe immer Mitleid, wenn mein Vater krank ist, und fühle mich für sein Wohl verantwortlich.

S	Vergewaltigung eines 16-jährigen Mädchens aus unserem Haus vor der Haustüre im Gebüsch.
O	Es kann mich jederzeit genauso erwischen. Als Mädchen bin ich schutzlos. Der Hauseingang im Dunkeln ist gefährlich. Männer sind abends/nachts unberechenbar, haben nur eines im Sinn: Vergewaltigung von Frauen.
R	Ich hatte Angst, im Dunkeln nach Hause zu gehen. Ich hatte Angst, dass mir der Täter jederzeit über den Weg laufen könnte, auch am Tag.
C	Ich ging abends nicht mehr alleine weg. Ich habe extreme Angst vor Männern entwickelt.

S	Urlaub in Ägypten: Meine Cousine F. wurde verheiratet, obwohl sie eigentlich studieren wollte.
O	Als Frau hat man kein Recht, erfolgreich zu sein. Als Frau habe ich kein Mitspracherecht über meinen Lebensverlauf. Als Frau wird man einfach verheiratet. Als Frau wird man übergangen und hat keine Freiheit mehr, wird gefangen gehalten. Als Frau darf man nur heiraten, Familie haben und das Haus hüten.
R	Angst, erwachsen zu werden – mich mit allen Mitteln kindlicher verhalten.
C	Ablehnung von allem Weiblichen. Nicht erwachsen werden wollen. Habe mein Wachstum zur Frau mit Abmagern aufgehalten.

S	Urlaub in Ägypten: Aussage meines Cousins G.: »Bleib so schlank, wie du bist, und lasse dich nicht so gehen, wie es die Frauen hier nach der Hochzeit tun!«
O	Ich darf nie dicker werden, als ich jetzt bin. Wenn ich dicker werde, bin ich wie die ägyptischen Hausfrauen: träge und fett. Ich darf mich nicht gehen lassen, sonst sehe ich so aus wie sie!
R	Angst, dicker zu werden. Erste Diäten ausprobiert. Gehungert.
C	Unzählige Diäten gemacht. Mich schlank gehungert. Mich nicht mehr gehen lassen.

S	Diäten meiner Mutter.
O	Frauen müssen auf ihre Figur achten. Bei uns in der Familie besteht die Veranlagung zum Dickwerden, wenn man nicht aufpasst.
R	Gehungert. Wunsch, extrem dünn zu werden.
C	Von meiner Mutter Diäthalten gelernt.

S	Krankenhausaufenthalt meines Bruders.
O	Hoffentlich kommt er durch. Warum muss er jetzt im Mittelpunkt stehen und ich bekomme keinerlei Aufmerksamkeit von meinen Eltern, obwohl ich den ganzen Haushalt mit Wäsche, Kochen und Putzen erledige!
R	Angst um meinen Bruder. Gefühl, Aufmerksamkeit erkämpfen zu müssen.
C	Magersucht als Mittel für Aufmerksamkeit gesehen.

S	Tanzkurs: Immer die Letzte bei der Herrenwahl!
O	Ich bin hässlich. Ich bin zu dick. Ich werden nicht aufgefordert, weil ich ausländisch aussehe. Ich bin nicht attraktiv. Ich bin es nicht wert, aufgefordert zu werden.
R	Gehungert. Mich für mein Aussehen geschämt. Immer unsicherer geworden.
C	Minderwertigkeitsgefühle geschürt. Selbsthass entwickelt. Hass auf meine Abstammung entwickelt. Mein Glück von meinem Äußeren, von meiner Figur abhängig gemacht. Rückzug – Isolation.

S	Herzrasen meines Vaters mit Krankenhauseinweisung durch den Notarzt nach einem Streit zwischen uns wegen meines kurzen Rocks für den Abschlussball des Tanzkurses.
O	Ich bin schuld, dass er jetzt sterbenskrank ist. Ich bin schuld, wenn er stirbt. Ich bin schuld, dass er sich aufgeregt hat. Er hat sich nur aufgeregt, weil ich unbedingt meinen Dickkopf durchsetzen wollte. Wenn ich mit meinem Vater streite, passiert ihm und mir etwas Schlimmes.
R	Keine Wünsche mehr geäußert. Streitigkeiten aus dem Weg gegangen. Habe mich gefügt: längerer Rock. Schuldgefühle.
C	Keine Wünsche mehr gefühlt. Mich nicht mehr gefragt, was ich selbst möchte. Nur noch lange Röcke getragen, keine »aufreizenden« Kleidungsstücke mehr. Fühlte mich immer schuldig, wenn es meinem Vater schlecht ging.

S	Landschulheimaufenthalt: Unerwarteter Übergriff von Karl (plötzliche Umarmung, Zungenküsse).
O	Ich habe keine Macht, gegen so etwas anzukämpfen (kein Mitspracherecht). Ich kann mich nicht schützen. Ich habe etwas Böses zugelassen.
R	Ging Karl aus dem Weg. Habe die Belehrung meines Vaters bestätigt gesehen: Männer wollen nur das Eine!
C	Angst vor zu viel Nähe. Angst vor einer sexuellen Beziehung. Angst vor Männern.

5. Essprogramm am TCE

Wie alle therapeutischen Aktivitäten hat auch das Essprogramm am TCE eine feste Struktur. Seine Durchführung ist im Wesentlichen die Aufgabe unserer zwei Diätassistentinnen, aber auch das übrige Team arbeitet selbstverständlich mit.

Äußerer Rahmen

Das TCE versorgt sich selbst mit Essen. Von der Klinikverwaltung bekommen wir pro Patientin einen kleinen Anteil des Tagessatzes (zurzeit in der Größenordnung von DM 12,00) ausbezahlt. Mit diesem Geld können wir alle nötigen Lebensmittel einkaufen und das Essen selbst zubereiten. Diese Regelung halten wir für ideal, weil wir nicht auf ein übliches Klinikversorgungssystem (»Tablett-System«) angewiesen sind, sondern über Art und Zusammensetzung der Speisen und Zwischenmahlzeiten selbst entscheiden können. Auf diese Weise sind wir in der Lage, unsere Patientinnen am Einkauf und bei der Zubereitung der Mahlzeiten teilnehmen zu lassen – wir halten das für besonders wichtig.

Wir haben zwei Küchen, eine große und eine kleine. Die große Küche ist gerade groß genug, dass etwa 10 Personen darin arbeiten können. Sie hat eine breite Durchreiche zum Speiseraum, in dem in variabler Tischgruppierung bis zu 30 Personen essen können. Die Durchreiche hat eine wichtige Funktion: An ihr werden von den Diätassistentinnen die genauen Essensmengen für jede Patientin abgewogen (s. Abb.) – im weiteren Verlauf stehen dort so genannte »Demonstrations-Teller«, nach deren Vorgabe sich die Patientinnen ihre Portionen nehmen sollen. Auch beim Essprogramm achten wir sehr auf die Transparenz aller einzelnen Schritte. In der kleinen Küche bereitet eine kleine Gruppe von Patientinnen (»Kleine Kochgruppe«) im späteren Verlauf der Therapie selbstständig die Mahlzeiten zu. Gegessen wird in einem Raum daneben, den wir »Bistro« nennen.

Gewicht

Von jeder Patientin wird bei der Aufnahme das Gewicht festgestellt und mit ihr gemeinsam ein während der Therapie zu erreichendes Gewicht definiert. Wie alle therapeutischen Aktivitäten im TCE findet auch diese Gewichtsabsprache mit jeder Einzelnen in der Gruppe statt.

Die meisten Patientinnen haben zu Beginn der Therapie definitive Vorstellungen über ihr anzustrebendes »Ideal- oder Traumgewicht«, was sie zunächst keinesfalls aufgeben wollen. In aller Regel sind bei Ideal- und Traumgewichtsvorstellungen Schönheits- und Schlankheitsideal ausschlaggebend, nicht aber individuelle, konstitutionelle und biologische Faktoren. Dabei ist es für magersüchtige Frauen geradezu eine Horrorvision, eine bestimmte »magische« Gewichtszahl, z.B. 50 kg, zu überschreiten.

Wir bemühen uns ebenso verständnisvoll wie bestimmt, magersüchtige Patientinnen von unrealistischen krankhaften Vorstellungen in Bezug auf ihr Zielgewicht abzubringen.

Bulimische Frauen, die oft erhebliche Gewichtsschwankungen im Verlauf ihrer Erkrankung zu verzeichnen haben (5 bis 10 kg), streben nicht selten zunächst eine Gewichtsreduktion in der Therapie an. Unser primäres Ziel ist hingegen, dass auch sie wieder lernen, über den Tag verteilt angemessene Nahrungsmengen zu sich zu nehmen, um so ein Gewicht zu erreichen, das stabil bleibt und ihrer Konstitution entspricht.

Übergewichtige Frauen sind oft entsetzt, wenn sie hören, dass wir für sie eine Gewichtsabnahme von nur 500 g pro Woche anstreben. Mit ihrer Crash-Diäten-Erfahrung haben sie andere Abnehmdimensionen vor Augen. Wir versuchen ihnen zu vermitteln, dass unser Essprogramm zum Ziel hat, dass sie dauerhaft ihre Nahrungszufuhr umstellen und gleichzeitig mehr Bewegung in ihr tägliches Leben bringen müssen.

Das Maß aller Dinge in Bezug auf das Gewicht ist international derzeit der BMI (Body-Mass-Index) nach der Formel:
BMI = Gewicht in Kilogramm geteilt durch Größe in Metern zum Quadrat.
Anzustreben ist somit für einen Erwachsenen ein BMI von 19 bis 24 für Frauen und 20 bis 25 für Männer.

Das Körpergewicht ist eine biologische Größe. Sie unterliegt einer zentralen Steuerung, von der wir einige Details genau kennen, aber noch nicht den gesamten Mechanismus. Deshalb setzen wir unsere Patientinnen davon in Kenntnis, dass wir heute noch nicht in der Lage sind, das individuelle biologisch sinnvolle Gewicht eines Menschen zu bestimmen, auch wenn Begriffe wie Idealgewicht (Ideal Body Weight, IBW) oder auch Set-Point-Gewicht gebräuchlich sind. Wir benutzen die Bezeichnung »Set-Point-Gewicht« als eine Hilfskonstruktion für ein eigenverantwortliches, stimmiges Umgehen mit dem eigenen Gewicht.

Im BMI ist der Bereich des Normalen für das Empfinden Essgestörter, vor allem für Magersüchtige, unerträglich groß. Wir behelfen uns deshalb in der tagklinischen Phase zusätzlich zum BMI mit den Gewichtstabellen einer amerikanischen Versicherungsgesellschaft, in denen, getrennt nach Frauen und Männern, zu jeder Körpergröße ein Idealgewicht angegeben ist. In 5%-Schritten lässt sich außerdem der Prozentsatz des Idealgewichtes ablesen. Wir benutzen diese Tabellen mit allen Vorbehalten.

In der Tagklinik-Phase definieren wir als ersten Schritt für stark untergewichtige Patientinnen ein Gewicht, das bei 90% IBW liegt (s. Tabelle). Selbstverständlich streben wir aber dauerhaft auch für magersüchtige Patientinnen ein »Zielgewicht« an, welches im Normalbereich des BMI liegt.

Ernährungslehre

Da essgestörte Patientinnen unserer Erfahrung nach zwar meistens ein selektives Kalorienwissen haben, aber wenig Vorstellung von den einzelnen Bestandteilen in den Nahrungsmitteln und deren Bedeutung, gehört es zu unserem Konzept, wenigstens über Grundsätzliches in der Ernährung zu informieren:

Der biologische Sinn von Nahrung besteht in der Zufuhr von Energie und Nährstoffen. Die Energiezufuhr sollte sich zu 50 bis 60% aus Kohlenhydraten, zu 20 bis 30% aus Fetten und zu 15 bis 20% aus Eiweiß zusammensetzen. Die so genannten Makronährstoffe Kohlenhydrate, Fette und Eiweiß haben jeweils einen unterschiedlichen Energiegehalt: Der physiologische Brennwert pro 1 g Nährstoff beträgt für Kohlenhydrate wie für Eiweiß 4,1 kcal (17,2 kJ), für Fett 9,3 kcal (38,9 kJ).

Kohlenhydrate sind für unsere Ernährung ganz besonders wichtige Nährstoffe, deren wesentliche Funktion die Energielieferung für die Körperzellen darstellt. Wir unterscheiden einfache Kohlenhydrate wie Traubenzucker und Fruchtzucker von komplexen Kohlenhydraten. Die komplexen Kohlenhydrate sind von großer Bedeutung, weil sie ein andauerndes Sättigungsgefühl vermitteln. Sie sind in den Grundnahrungsmitteln Getreide und Getreideprodukte, Brot und Backwaren, Teigwaren, Reis und Kartoffeln enthalten. Das Kohlenhydrat Glucose (Traubenzucker) ist für die Zellen unseres Gehirns absolut notwendig – der tägliche Bedarf des Gehirns an Glucose beträgt etwa 140 g, und nur nach langem Hungern akzeptiert das Gehirn auch andere Energiestoffe.

Ballaststoffe sind Kohlenhydrate, die daneben andere, für den Menschen unverdauliche, Verbindungen enthalten, u.a. Getreide, Brot, Hülsenfrüchte (wie Bohnen oder Linsen). Die empfohlene Menge an Ballaststoffen liegt bei täglich 30 g. Eine wichtige Funktion der Ballaststoffe ist neben der Förderung des Sättigungsgefühls ihre Quellfähigkeit, die einen regelmäßigen Stuhlgang gewährleistet.

Fette nehmen wir sowohl in Form tierischer Produkte (u.a. in Fleisch, Fisch, Wurst, Milchprodukten) als auch in Form pflanzlicher Produkte (Öle aus Getreidekeimen, Nüssen oder Samen) zu uns. Fette als Bestandteil einer bedarfsgerechten Ernährung sind z.B. wichtig für den Prozess der Sättigung. Nahrungsfett dient als Energiespeicher im Fettgewebe, aber auch für die Aufnahme der fettlöslichen Vitamine A, E, D und K. Weiterhin gibt es Fettsäuren, die unser Organismus nicht selbst herzustellen vermag, sodass diese so genannten essentiellen (unentbehrlichen) Fettsäuren, die vor allem in Pflanzenölen und Fisch enthalten sind, über die Nahrung zugeführt werden müssen.

Die Bedeutung des Makronährstoffs Eiweiß besteht in seiner Funktion als Baustoff der Körperzellen, die einer ständigen Erneuerung unterliegen. Es sind heute 20 verschiedene Aminosäuren als Bausteine der Eiweiße bekannt – bei Erwachsenen müssen 10 essentielle Aminosäuren mit der Nahrung zugeführt werden, da sie vom Organismus nicht in ausreichendem Umfang hergestellt werden können.

Im Gegensatz zu den Makronährstoffen liefern die Mikronährstoffe (Vitamine, Mineralstoffe und Spurenelemente) keine Energie, sondern sie stellen für den Stoffwechsel unentbehrliche Nahrungsbestandteile dar.

Bei den Vitaminen unterscheidet man fettlösliche (Vitamin A, D, E und K) und wasserlösliche Vitamine (Vitamin B_1, B_2, B_6, B_{12}, C, Niacin, Pantothensäure, Folsäure, Biotin). Da der Organismus auf die Zufuhr der meisten Vitamine angewiesen ist und die ungenügende Zufuhr zu Mangelzuständen führen kann, sollten täglich Obst und Gemüse zu einer bedarfsgerechten Mischkost gehören.

Zu den Mineralstoffen gehören Natrium, Kalium, Calcium, Phosphat, Chlorid und Magnesium, zu den Spurenelementen zählen Blei, Cadmium, Chrom, Eisen, Jod, Kobalt, Kupfer, Lithium, Mangan, Molybdän, Nickel, Quecksilber, Rubidium, Selen, Vanadium und Zink. Auch Mineralstoffe und Spurenelemente müssen mit der Nahrung aufgenommen werden – bei unzureichender Aufnahme können sich Mangelerscheinungen entwickeln. Nur eine vielseitige Ernährung kann eine ausreichende Versorgung mit sämtlichen Mikronährstoffen gewährleisten.

Essprogramm

Am TCE gibt es eine bedarfsgerechte Mischkost ohne irgendeine Einschränkung in der Lebensmittelauswahl. Wir motivieren auch Patientinnen, die im Rahmen ihrer Ess-Störung zu Vegetariern geworden sind, an unserem üblichen Essen teilzunehmen. Jeder Patientin wird aber zugestanden, maximal zwei Nahrungsmittel, soweit sie nicht zu den Grundnahrungsmitteln gehören, »abzuwählen«, z.b. Fisch oder Oliven oder Paprika. Selbstverständlich wird auf jegliche Art von Lebensmittelallergie Rücksicht genommen.

Wir ernähren auch stark untergewichtige Patientinnen nicht über eine Magensonde, sondern wir motivieren sie dazu, Sondennahrung zu trinken. Alle anderen Patientinnen erhalten ihrem Aufnahmegewicht entsprechend Portion A, B oder C. Die Einteilung wird nach folgenden Kriterien vorgenommen:

Patientinnen mit einem IBW < 90% essen Portion A,

Patientinnen mit einem BMI, der dem Normalgewicht entspricht, essen Portion B,

Patientinnen mit einem BMI > 25 essen Portion C.

Bei Patientinnen mit einem Gewicht < 85% IBW wird die Essensmenge langsam auf Portion A (PA) gesteigert, damit sie sich stufenweise an größere Portionen gewöhnen können. Dies geschieht durch eine wöchentliche Steigerung der Essensmenge:

1. Woche: 1.000 kcal + 600 kcal Trinknahrung

2. Woche: PC + 600 kcal Trinknahrung

3. Woche: PB + 600 kcal Trinknahrung

4. Woche: PA

(Hochkalorische Trinknahrung, die pro 100 ml 100 kcal enthält, gibt es in verschiedenen Geschmacksrichtungen, z.B. Vanille, Schoko. Mokka, Pfirsich. Erhältlich ist die Trinknahrung in Apotheken.)

Stündliche Ernährung: Haben magersüchtige Patientinnen Probleme mit der Größe der Essensportionen oder liegt die Gewichtszunahme bei weniger als 500 g/Woche, motivieren wir sie, etwa stündlich Nahrung in kleinen Mengen zu sich zu nehmen, und zwar z.B.:

08:30 Uhr: Frühstück PC
10:00 Uhr: 1 Glas Trinknahrung
11:00 Uhr: Zwischenmahlzeit/2. Frühstück PC
12:00 Uhr: Mittagessen PC
13:00 Uhr: 1 Glas Saft
14:00 Uhr: Zwischenmahlzeit/14-Uhr-Starter PC
15:00 Uhr: 1 Glas Trinknahrung
16:30 Uhr: Kaffeemahlzeit PC
18:00 Uhr: 1 Stück Obst
19:00 Uhr: Abendessen PC
20:00 Uhr: 1 Riegel Schokolade
21:00 Uhr: Spätmahlzeit/Gute-Nacht-Snack PC

Essensstruktur

Menschen mit einer Ess-Störung haben nicht nur jegliches Maß für Art, Menge und Zusammensetzung ihrer Nahrung verloren, sie essen auch ohne jegliche vernünftige physiologische Tageszeitabfolge. Somit ist es ein Grundgesetz unseres Essprogramms, dass eine vorgegebene Zeitstruktur für die Tagklinik-Phase in Bezug auf die Einnahme von Mahlzeiten eingehalten wird. Selbstverständlich gilt eine Strukturvorgabe nicht nur für die Tagklinik-Phase im TCE – irgendwann, irgendwo, irgendetwas oder auch nichts zu essen, ist Basis jeder Ess-Störung.

Mahlzeiten-Tageszeitabfolge am TCE:
08:30 Uhr: Frühstück
11:00 Uhr: 2. Frühstück/Zwischenmahlzeit
12:00 Uhr: Mittagessen
14:00 Uhr: 14-Uhr-Starter/Zwischenmahlzeit
16:30 Uhr: Nachmittagskaffee/-tee
19:00 Uhr: Abendessen
22:00 Uhr: Gute-Nacht-Snack/Spätmahlzeit

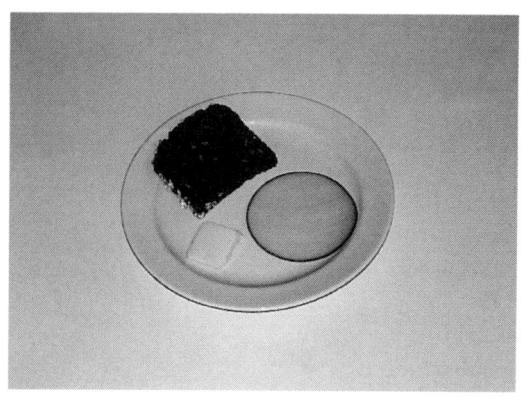

Frühstück:
Käsebrot, PC

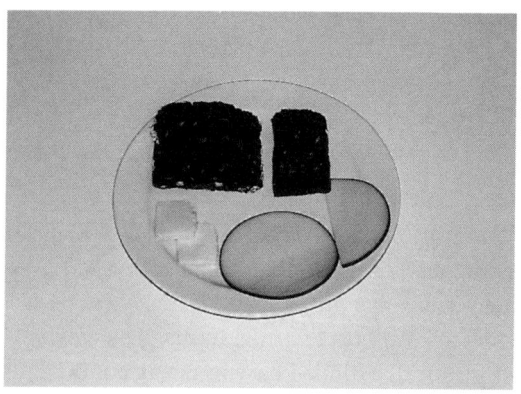

Frühstück:
Käsebrot, PB

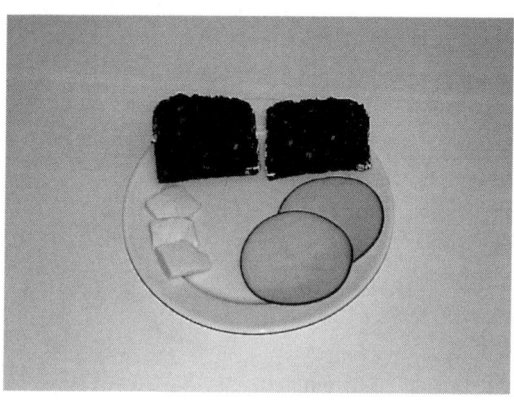

Frühstück:
Käsebrot, PA

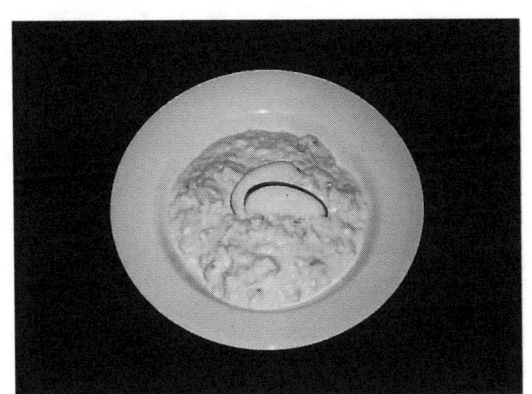

Frühstück:
Müsli, PB

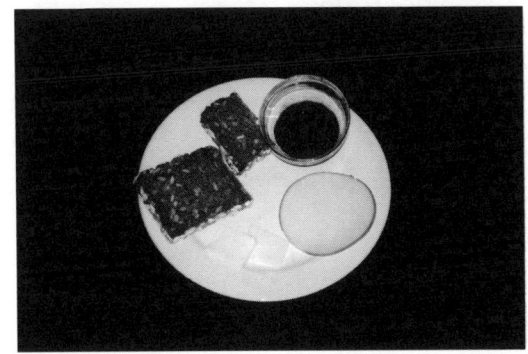

Frühstück: Brot
mit Butter, Käse
und Marmelade,
PB

111

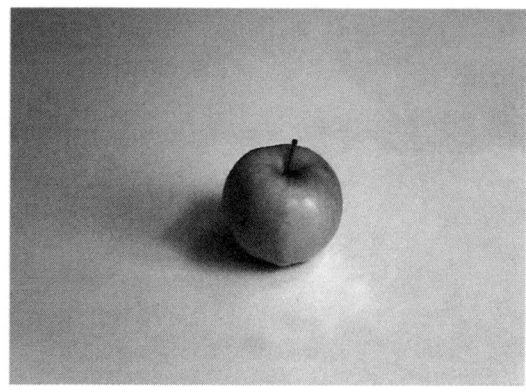

Zwischenmahlzeit
11:00/14:00 Uhr
oder Spätmahl-
zeit: PA, PB und
PC

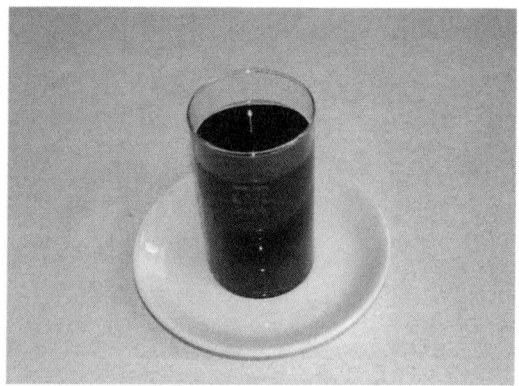

Zwischenmahlzeit
11:00/14:00 Uhr
oder Spätmahl-
zeit: PA, PB und
PC

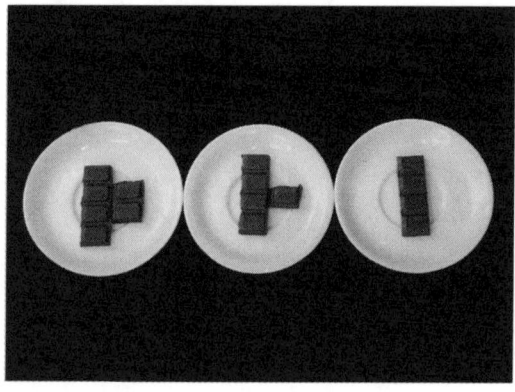

Zwischenmahlzeit
11:00/14:00 Uhr
oder Spätmahl-
zeit: PA, PB und
PC

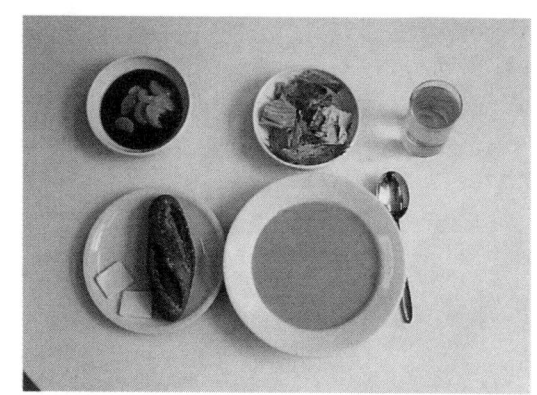

Mittagessen:
Suppe, Brot, But-
ter, Salat, Saft
und Schokoladen-
pudding, PB

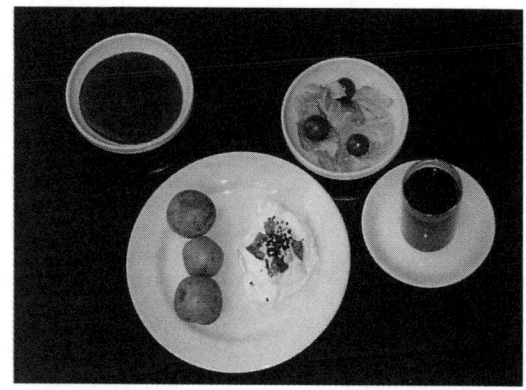

Mittagessen: Kar-
toffeln mit Kräu-
terquark, Salat,
Saft und Schoko-
ladenpudding, PA

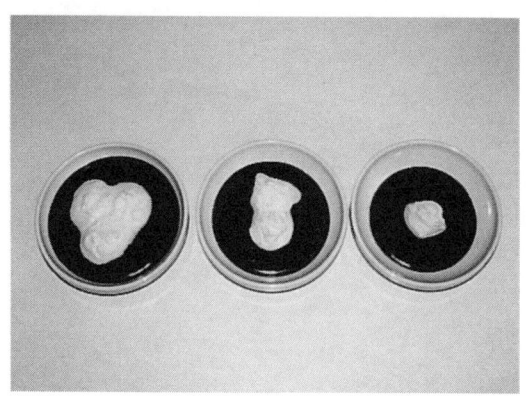

Nachtisch zum
Mittagessen: PA,
PB und PC

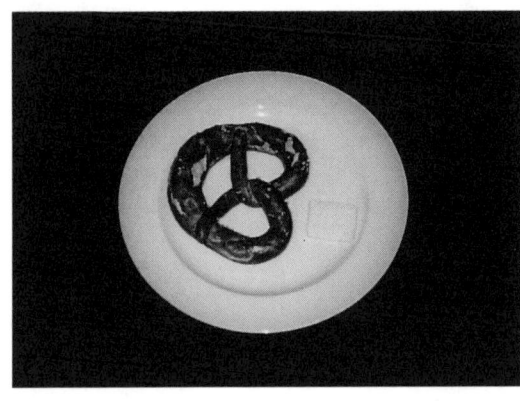

Kaffeemahlzeit
16:00 Uhr:
Butterbrezel, PB

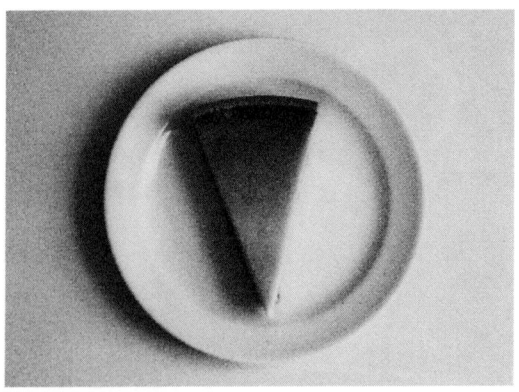

Kaffeemahlzeit
16:00 Uhr:
Kuchen, PB

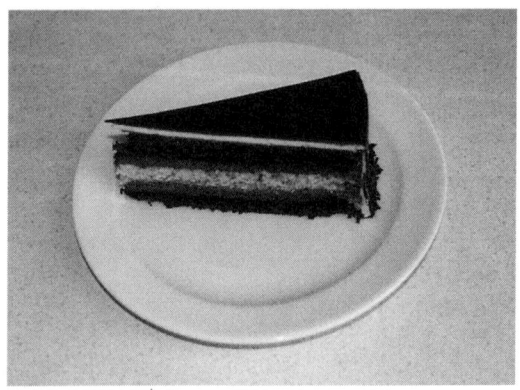

Kaffeemahlzeit
16:00 Uhr:
Kuchen, PB

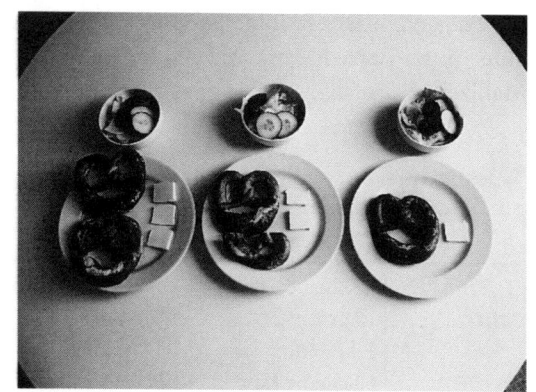

Abendessen:
Butterbrezel mit
Salat, PA, PB, PC

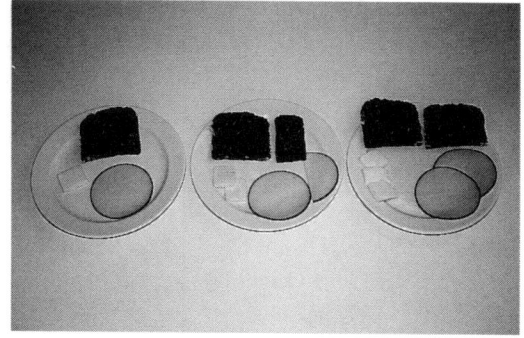

Abendessen:
Käsebrote, PC, PB,
PA

Im Folgenden ist ein Tagesbeispiel für die Portionen A, B und C aufgeführt, danach eine Aufstellung der Energieverteilung bei 7 Mahlzeiten pro Tag:

Tagesbeispiel

	PA	PB	PB
1. Früh-stück	2 Scheiben Brot 15 gr Butter 2 TL Honig 1 Scheibe Käse Kaffee, Tee, Caro, Milch, Zucker	$1^1/_2$ Scheiben Brot 10 gr Butter 1 TL Honig 1 Scheibe Käse Kaffee, Tee, Caro, Milch, Zucker	1 Scheibe Brot 5 gr Butter 1 TL Honig Kaffee, Tee, Caro, Milch, Zucker
2. Früh-stück	1 Brezel 5 gr Butter 1/2 Glas Saft oder Saftschorle	1 Brezel 5 gr Butter	1 Brezel
Mittag-essen	100 gr Fisch 70 gr Reis roh 150 gr Gemüse 100 gr Sauce 1 Schälchen Salat 150 gr Schokola-denpudding 1 Glas Mineral-wasser	100 gr Fisch 50 gr Reis roh 150 gr Gemüse 65 gr Sauce 1 Schälchen Salat 150 gr Schokola-denpudding 1 Glas Mineral-wasser	100 gr Fisch 30 gr Reis roh 150 gr Gemüse 40 gr Sauce 1 Schälchen Salat 100 gr Schokola-denpudding 1 Glas Mineral-wasser
Zwischen-mahlzeit (14 Uhr)	1 Apfel	1 Apfel	1 Apfel
Nach-mittag (Kaffee-trinken, 16:30 Uhr)	1 Stück Rühr-kuchen (ca. 50 gr) 3 TL Sahne	1 Stück Rühr-kuchen (ca. 40 gr) 2 TL Sahne	$^1/_2$ Stück Rühr-kuchen (ca. 30 gr) 1 TL Sahne

Abend-essen	1 Teller Suppe 1 $^1/_2$ Brötchen 15 gr Butter 1 Schälchen Salat	1 Teller Suppe 1 Brötchen 10 gr Butter 1 Schälchen Salat	1 Teller Suppe $^1/_2$ Brötchen 5 gr Butter 1 Schälchen Salat
Spätmahl-zeit	2 Doppelkekse	1 $^1/_2$ Doppelkekse	1 Doppelkeks

Energieverteilung bei 7 Mahlzeiten

Mahlzeit	% Gesamt-energie	PA	PB	PC	Zeit	Dauer
1. Früh-stück	20 %	520 kcal	400 kcal	320 kcal	08:00	30 Min.
2. Früh-stück	10 %	250 kcal	200 kcal	160 kcal	10:00	10 Min.
Mittag-essen	25 %	650 kcal	500 kcal	400 kcal	12:00	30 Min.
Zwischen-mahlzeit	5 %	130 kcal	100 kcal	80 kcal	14:00	10 Min.
Nach-mittag	10 %	260 kcal	200 kcal	160 kcal	16:30	30 Min.
Abend-essen	20-25 %	520–650 kcal	400–500 kcal	320–400 kcal	19:00	30 Min.
Spätmahl-zeit	5-10 %	130–260 kcal	100–200 kcal	80–160 kcal	22:00	10 Min.
Gesamt-energie		**2.600 kcal**	**2.000 kcal**	**1.600 kcal**		

Anpassung der Essensportionen im Therapieverlauf an die Gewichtskurven

Unser Ziel ist es, bei Magersüchtigen eine wöchentliche Gewichtszunahme von 500 g zu erreichen, Bulimikerinnen mit einem BMI im Normalbereich sollen ihr Gewicht halten und Übergewichtige 500 g pro Woche abnehmen. Selbstverständlich ist dieses Ziel nach oft jahrelanger Fehl-, Mangel-, Unter- oder Überernährung nicht bei jeder Patientin auf Anhieb zu erreichen. Magersüchtige sind oft geschockt, wenn sie gerade zu Beginn der Therapie mehr als 500 g pro Woche zunehmen. In den meisten Fällen handelt es sich um notwendige Wassereinlagerungen, nicht aber um eine reale Gewichtszunahme bei Menschen, die nicht nur ausgehungert, sondern auch ausgetrocknet sind. Es kann aber auch sein, dass Portionsgrößen im Verlauf der Therapie variiert werden, bis die für eine Patientin »richtige« Nahrungsmenge gefunden ist. Portionsänderungen werden nur im Wochenabstand und nach Rücksprache mit der Diätassistentin vorgenommen.

Vorgehen zur Anpassung der Essensportionen

1. Patientin mit Anorexia nervosa
Körpergröße: 171 cm
Idealgewicht: 60,4 kg – 90% IBW = 54,2 kg
Aufnahmegewicht: 42,6 kg (BMI 14,5 – 70,5% IBW)

1. Woche	Patientin erhält 1.000 kcal + 600 kcal Trinknahrung 42,6 kg ➜ 43,0 kg
2. Woche	Patientin erhält PC + 600 kcal Trinknahrung 43,0 kg ➜ 43,7 kg
3. Woche	Patientin erhält PB + 600 kcal Trinknahrung 43,7 kg ➜ 44,2 kg
4.–5. Woche	Patientin erhält PA (ohne Trinknahrung) 44,2 kg ➜ 44,5 kg
6. Woche	Patientin erhält PA + 300 kcal Trinknahrung, da nur 600 gr Gewichtszunahme in 2 Wochen 44,6 kg ➜ 45,2 kg

7. - 10. Woche	Patientin erhält PA 45,2 kg ➜ 49,1 kg
11. - 19. Woche	Patientin erhält PA und zum Mittagessen PB, da sie von der 7. bis 10. Woche 3,9 kg statt 2,0 kg zugenommen hat. 49,1 kg ➜ 54,2 kg
20. Woche	Patientin erhält PB, da sie die 90% IBW erreicht hat.

2. Patientin mit Anorexia nervosa

Körpergröße: 160 cm
Idealgewicht: 51,2
Aufnahmegewicht: 39,4 kg (BMI 15,3 – 76,9% IBW)

1. Woche	Patientin erhält 1.000 kcal + 600 kcal Trinknahrung 39,4 kg ➜ 38,7 kg
2. Woche	Patientin erhält PC + 600 kcal Trinknahrung 38,7 kg ➜ 40,2 kg
3. Woche	Patientin isst PB + 600 kcal Trinknahrung 40,2 kg ➜ 41,3 kg Während der Woche werden 300 kcal über Trinknahrung reduziert
4. Woche	Patientin isst PA, mittags und abends PB und erhält keine Trinknahrung mehr. 41,3 kg ➜ 42,5 kg
5. Woche	Patientin isst nur noch zum Frühstück PA, sonst PB 42,5 ➜ 43,8 kg
6.–7. Woche	Patientin isst zu allen Mahlzeiten PB 43,8 kg ➜ 44,3 kg ➜ 45,0 kg
8.–9. Woche	Patientin hat 2 Wochen Zunahmepause, da Gewichtszunahme zu schnell geht Patientin erhält PB, mittags PC 45,0 kg ➜ 45,2 kg ➜ 44,9 kg
10. Woche	Patientin isst zu allen Mahlzeiten PB 44,9 kg ➜ 46,3 kg

11. Woche	Patientin isst zum Mittagessen PC, sonst PB
	46,3 kg ➔ 46,8 kg
	Diese Essensmengen werden bis zum Ende der tagklinischen Phase beibehalten

3. Patientin mit Anorexia nervosa

Körpergröße: 161 cm
Idealgewicht: 53,2
Aufnahmegewicht: 44,9 kg (BMI 17,4 – 84,4% IBW)

1. Woche	Patientin erhält 1.000 kcal + 600 kcal Trinknahrung
	44,9 kg ➔ 45,2 kg
2. Woche	Patientin erhält PC + 600 kcal Trinknahrung
	45,2 kg ➔ 45,6 kg
3. Woche	Patientin isst PB + 600 kcal Trinknahrung
	45,6 kg ➔ 46,0 kg
4.–5. Woche	Patientin isst PA
	46,4 kg ➔ 47,9 kg
6.–7. Woche	Patientin isst mittags PB
	Patientin isst ab 48 kg auch zum Frühstück PB, da sie einen zweiwöchigen Zunahmestop hat
8. Woche	Patientin nimmt wieder auf 100% IBW zu
	Patientin isst zum Frühstück und zum Mittagessen PB
	48,2 kg ➔ 49,2 kg
9.–15. Woche	Patientin erreicht in der 15. Woche ihre 100% IBW
	Patientin isst jetzt mittags PA, sonst PB
16.–18. Woche	Patientin erreicht 53,7 kg und isst PB
18. Woche	Entlassung

4. Patientin mit Bulimia nervosa, purging-Typ

Körpergröße: 170 cm
Idealgewicht: 59,5 kg
Aufnahmegewicht: 62,4 kg (BMI 21,6 – 105% IBW)

1.–11. Woche	Patientin erhält PB Gewicht pendelt zwischen 61,0 kg und 63,0 kg
11.–14. Woche	Patientin treibt eine halbe Stunde Sport pro Woche
ab 15. Woche	Patientin treibt 45 Minuten Sport pro Woche, da ihr Gewicht auf 64 kg gestiegen ist. Kommt mit ihren Mengen gut zurecht und möchte nicht weniger essen.

5. Patientin mit Bulimia nervosa

Körpergröße: 157 cm
Idealgewicht: 51,0 kg
Aufnahmegewicht: 48,0 kg (BMI 19,5 – 94% IBW)

1.–3. Woche	Patientin soll im Lauf der Therapie 100% IBW erreichen Patientin erhält PB, da sie mehr als 90% IBW wiegt 48,0 kg ➜ 49,2 kg (= 1,2 kg)
3.–5. Woche	Patientin isst zum Kaffee PA, da sie nachmittags Hunger hat
6.–9. Woche	Patientin isst zum Kaffee wieder PB, da sie ihr Idealgewicht erreicht hat
10.–13. Woche	Patientin isst morgens PC und zusätzlich eine Zwischenmahlzeit zwischen Kaffee und Abendessen, da sie über morgendliche Übelkeit klagt
14.–17. Woche	Patientin isst PB Gewicht steigt auf 54,2 kg an
ab 18. Woche	Patientin isst mittags bis auf weiteres PC

6. Patientin mit einer Ess-Störung NNB

Körpergröße: 165 cm
Idealgewicht: 55,8 kg
Aufnahmegewicht: 108,9 kg (BMI 40 – 195% IBW)
BMI 25 (68 kg – erstes Gewichtsziel in der Tagklinik-Phase: 100 kg)

1.–4. Woche	Patientin erhält PC 108,9 kg ➜ 102,5 kg (= 1,3 kg/Woche)
ab 5. Woche	Patientin nimmt zu schnell ab Patientin isst um 15:00 Uhr zusätzlich eine Zwischen-mahlzeit 102,5 kg ➜ 101,8 kg (= 700 g)
ab 8. Woche	Patientin nimmt in der 7. Therapiewoche 1,2 kg ab Patientin isst mittags PB
8.–10. Woche	Patientin nimmt 500 g pro Woche ab. Essensmengen bleiben bis auf weiteres so. 101,8 kg ➜ 100,3 kg (= 500 g/Woche)

7. Patientin mit einer Ess-Störung NNB

Körpergröße: 159 cm
Idealgewicht: 52,1
Aufnahmegewicht: 98,7 kg (BMI 35,3 – 189% IBW)
BMI 25 (63,2 kg – erstes Gewichtsziel in der Tagklinik-Phase: 90 kg)

1.–2. Woche	Patientin erhält PC 98,7 kg ➜ 95,5 kg
3.–7. Woche	Patientin nimmt zu schnell ab (3,1 kg statt 1,0 kg in 2 Wochen) Patientin erhält PC, zum Frühstück und Abendessen PB 95,5 kg ➜ 93,3 kg
8.–11. Woche	Essensmengen bleiben gleich Patientin soll bis auf weiteres zweimal pro Woche je eine halbe Stunde schwimmen oder Rad fahren 93,3 kg ➜ 91,1 kg

12.–14. Woche	Patientin nimmt im Durchschnitt 500 g pro Woche ab Essensmengen und Sportprogramm bleiben gleich 91,1 kg ➜ 90,0 kg
ab 14. Woche	Patientin hat ihr erstes Gewichtsziel erreicht Es wird ein neues Gewichtsziel festgelegt: 82,0 kg (= 8 kg in den nächsten 16 Wochen)
16. Woche	Entlassung der Patientin mit einem Gewicht von 89,2 kg

Gewichtskontrolle/Wiegen

Während der ersten vier Therapiewochen wiegen sich alle Patientinnen täglich, von der 5. bis zur 8. Therapiewoche dreimal pro Woche (montags, mittwochs, freitags) – von der 9. bis 12. Therapiewoche findet das Wiegen zweimal wöchentlich (Montag und Freitag) statt. Während der letzten vier Wochen in der Tagklinik wiegen sich die Patientinnen einmal pro Woche (montags).

Beim Wiegen ist eine Krankenschwester oder Diätassistentin anwesend, um die Gewichte zu notieren, die dann in die Gewichtsverläufe in der Patientenakte eingetragen werden. Die Patientinnen wiegen sich in Unterwäsche, ohne Schmuck, Haarspangen etc. Das Wiegen erfolgt morgens nüchtern. Hat eine Patientin vor dem Wiegen schon Flüssigkeit zu sich genommen, gibt sie die Menge an – diese Trinkmenge wird dann vom Nüchterngewicht abgezogen.

Jede Patientin führt ihre individuelle Gewichtskurve. In diese Kurve tragen die Patientinnen jeden Montag ihr Gewicht ein – so ergibt sich im Verlauf der Therapie eine Gewichtskurve. Die Gewichtskurven aller Patientinnen hängen an einer Pinnwand im Wiegeraum, nach Tagklinik-Phase und ambulanter Phase getrennt. Anhand dieser Kurve können die Patientinnen ihren gesamten Gewichtsverlauf während der Therapie am TCE objektiv beurteilen.

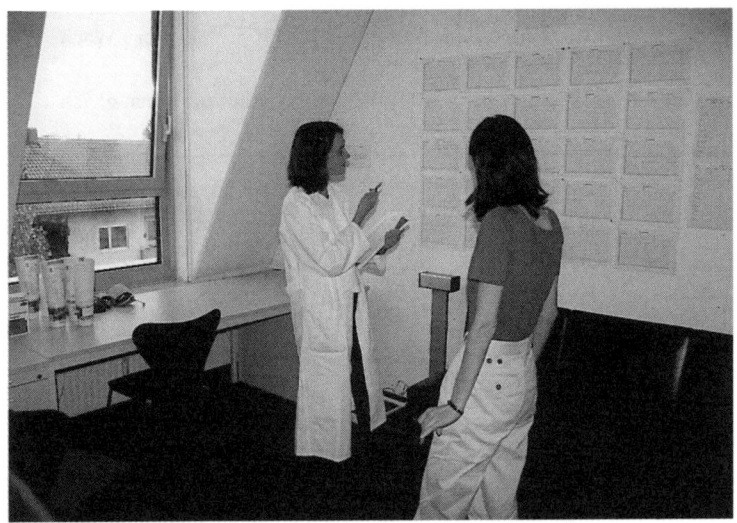

Sie geraten dadurch seltener in Gefahr, bei kurzfristigen Schwankungen mit Panik zu reagieren.

In der ambulanten Phase wiegen sich die Patientinnen alle zwei Wochen, wenn sie zur Ernährungstherapie ins TCE kommen. Auch wenn sie an der Ernährungstherapie nicht mehr teilnehmen, wiegen sich die Patientinnen weiterhin regelmäßig einmal pro Monat, solange sie am TCE in Behandlung sind. Darüber hinaus empfehlen wir, diese Wiegefrequenz auch für einen längeren Zeitraum beizubehalten, bis die Patientin das Gefühl hat, dass sich ihr Gewicht stabilisiert hat bzw. ihr »Set-Point« gefunden ist.

Abschiednehmen vom Symptom

Das bisher skizzierte Essprogramm ist zweifellos die Basis unserer Behandlung von Essgestörten, ob untergewichtig, bulimisch oder übergewichtig. Trotzdem reicht nach unserer Überzeugung eine Normalisierung des Gewichtes nicht aus. Alle anderen in den Symptomlisten aufgeführten krankhaften Verhaltensweisen und Praktiken wie Erbrechen, Abführmittelmissbrauch oder Einnahme entwässernder Medikamente, exzessiver Sport oder Bewegungsdrang rund um die Uhr – um nur einige zu nennen – werden alleine durch die Einhaltung des Essprogrammes oder das Transparentmachen der zugrunde liegenden Bedingungen nicht aus der Welt geschafft.

Es gilt die Regel, dass Rückfälle, wie z.b. Fressanfall oder Selbstverletzung, am folgenden Morgen in der Gruppe angesprochen werden. Gemeinsam werden dann Strategien zur Verhinderung künftiger Rückfälle diskutiert, z.b. bei »Fressdruck« Schreiben eines ABC mit Änderung der Negativbewertung einer Situation. Eine weitere Möglichkeit besteht darin, eine andere Patientin anzurufen und deren Ratschlag zu befolgen. Eine Grundregel lautet, dass nicht den ganzen Tag über Essen, Gewicht, Figur oder Erbrechen geredet werden darf, sondern nur zu dafür vorgesehenen Zeiten (Morgentreff, Mittagskritik, Ernährungstherapie, Abendtreff).

Es hat sich zu Beginn der Therapie am TCE, in dem das gestörte Essverhalten besonders im Blickpunkt des Geschehens steht, ein Ritual entwickelt, das wir »Abschiednehmen vom Symptom« nennen. In einer Gruppensitzung gibt jede Patientin einen oder mehrere Gegenstände ab, die in ihrer Krankheit eine große Rolle gespielt haben, und äußert sich dazu. Das können sein: Jeans in Kindergröße, Joggingschuhe bei exzessivem Sport, ein Gürtel, an dem das Dünnsein abgemessen wurde, Kalorientabellen, eine »Fresskleidung«, eine Körperwaage oder zu weit gewordene Kleidung. Im Sinne des ABC können u. a. zu enge Jeans, die immer wieder anprobiert werden, eine auslösende Situation dafür sein, dass an den von den Diätassistentinnen vorgegebenen Essensmengen eingespart wird.

Wir empfehlen sogar, soweit dies möglich ist, im häuslichen Milieu, im eigenen Zimmer Veränderungen vorzunehmen, um keine Assoziationen an das gestörte Verhalten zu wecken. So sollte z.B. das Fernsehgerät entfernt werden, vor dem regelmäßig die »Fressanfälle« stattgefunden haben. Nicht zuletzt weisen wir darauf hin, dass auch gehortete Medikamente (Abführmittel, entwässernde Medikamente) abgeliefert werden müssen.

Kontrollmaßnahmen im TCE

Wie verhalten sich die Patientinnen am TCE in Bezug auf eine Gewichtszu- oder -abnahme, Einstellen der Fressattacken, des Erbrechens, des Abführmittelmissbrauchs oder extremer sportlicher Aktivitäten, werden wir bei Vorträgen und Diskussionen von Fachleuten immer wieder gefragt, und welche Kontrollmaßnahmen führen wir durch? Die Tatsache, dass wir eine Tagklinik betreiben, beweist, dass wir von sonst üblichen Kontrollen wenig halten. Natürlich werden wir von der ein oder anderen Patientin »betrogen«, z.b. dass vor dem Wiegen Wasser getrunken oder am Essprogramm eingespart oder ein Rückfall nicht besprochen wird. Trotzdem schätzen wir, dass derartige Ereignisse selten sind und wenn, dass sie sich in den ersten Wochen ereignen. Tatsache bleibt – und das seit Jahren –, dass spätestens ab dem 3. Tag alle Patientinnen am Essprogramm teilnehmen und die vorgegebenen Portionen essen. Die wichtigste Kontrollfunktion übernimmt die Gruppe. Es kommt vor, dass die Gruppe bei der einen oder anderen Patientin, die sich über einen längeren Zeitraum nicht an die Vereinbarungen hält, eine Unterbrechung der Therapie, ein »Time-out« vorschlägt mit entsprechenden Auflagen, z.B. in 14 Tagen 1 kg zuzunehmen. Bemerkenswert ist, dass fast alle Patientinnen nach 14 Tagen nach Einhaltung der vereinbarten Bedingungen ins TCE zurückkehren. Meistens ist die Compliance danach deutlich besser.

Selbstverständlich kommt es auch im TCE vor, dass trotz eingehender Information während der Motivationsphase einzelne Patientinnen die Behandlung in der Tagklinik-Phase vorzeitig beenden, allerdings wesentlich seltener, als dies in der Literatur angegeben wird.

Essprogramm im Verlauf der Tagklinik-Phase

In der Tagklinik-Phase nehmen die Patientinnen Frühstück, Mittagessen, Kaffee-/Teemahlzeit und zwei Zwischenmahlzeiten im TCE ein. Sie bekommen Vorgaben, was sie am Abend zu Hause einschließlich Gute-Nacht-Snack essen sollen. Für Patientinnen, denen es besonders schwer fällt, sich am Abend alleine oder in der Familie zu versorgen, besteht die Möglichkeit, in kleinen Gruppen ohne Therapeuten außerhalb des TCE (im Bereich unserer therapeutischen Wohngruppen) zusammen zu essen.

Auch bei der Durchführung des Essprogramms orientieren wir uns an dem Prinzip des Selbstmanagements nach Kanfer, d.h., so viel professionelle Hilfe wie nötig und so viel Eigeninitiative der Patientinnen wie möglich! So tragen zu Beginn der Therapie die Diätassistentinnen die volle Verantwortung für die Durchführung des Essprogramms. Im Laufe der Behandlung aber geben sie diese schrittweise an die Patientinnen ab. In den letzten vier Wochen übernehmen die Patientinnen die Regie und die Diätassistentinnen stehen ihnen beratend bei Fragen zur Verfügung. Schließlich übernehmen die Patientinnen die Verantwortung voll und ganz. Sie pla-

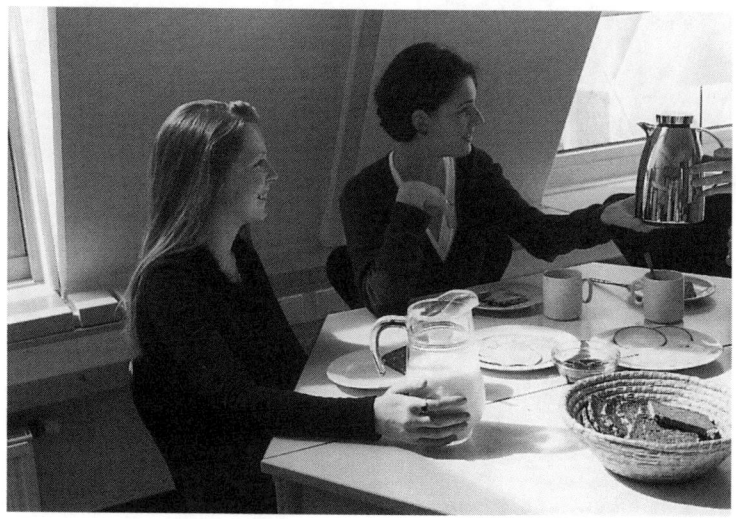

nen die Mahlzeiten, kaufen ein und kochen eigenständig für sich und das gesamte Team.

1. bis 4. Woche
Die Diätassistentinnen erstellen Demonstrationsteller (»Demoteller«) für das Frühstück und die Kaffeemahlzeit und kontrollieren, ob die Patientinnen sich die vorgegebenen Mengen nehmen.
Die Diätassistentinnen portionieren das Mittagessen für jede Patientin.

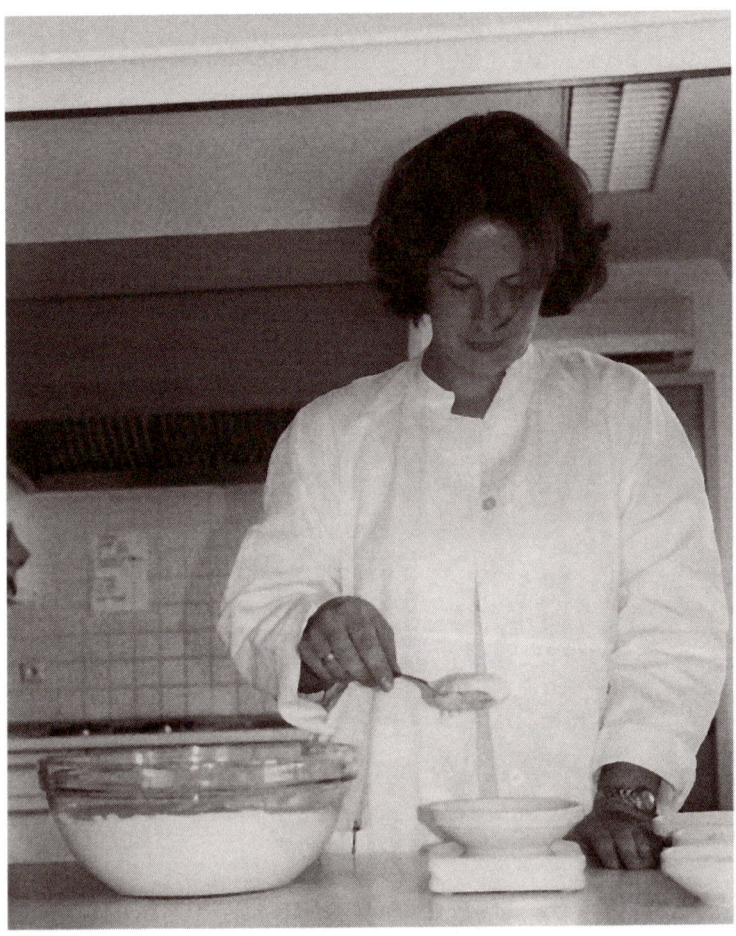

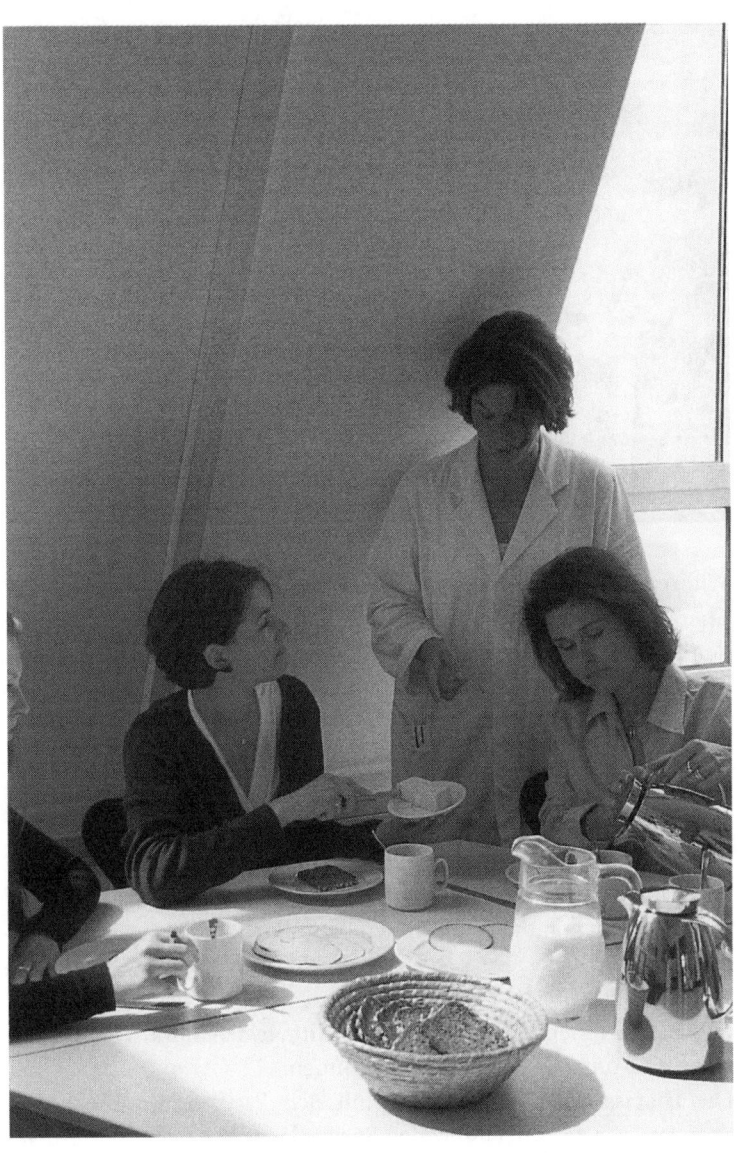

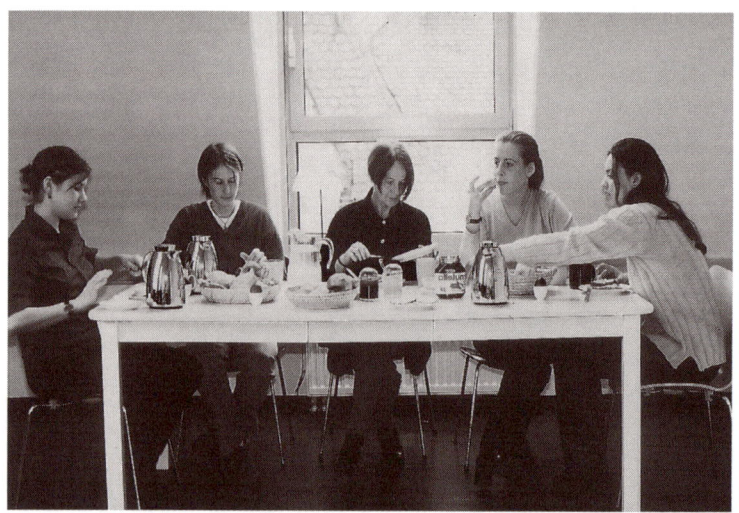

Während der ersten beiden Therapiewochen essen jeweils zwei TherapeutInnen beim Frühstück und Mittagessen zusammen mit den Patientinnen. Sie dienen als Modell für das Essverhalten, z.B. in Bezug auf das Tempo. Die Patientinnen müssen lernen, nicht mit dem Essen zu spielen bzw. es nicht zu verschlingen.

5. bis 8. Woche

Die Patientinnen portionieren Frühstück und Kaffeemahlzeit ohne Kontrolle.

Die Diätassistentinnen erstellen Demoteller für das Mittagessen und kontrollieren die Patientinnen beim Portionieren.

9. bis 12. Woche

Die Patientinnen portionieren ihr Mittagessen ohne Demoteller, aber mit Kontrolle der Diätassistentinnen.

Die Diätassistentinnen bereiten mit den Patientinnen die Kochgruppen vor (Besprechung des Speiseplans, Kontrolle der Küche nach dem Kochen, Abrechnung der Einkäufe mit den Patientinnen).

Die Diätassistentinnen stehen den Kochgruppen bei Fragen zur Verfügung.

Ab der 12. Woche

Besprechung der kleinen Kochgruppen (w.o.).

Die Diätassistentinnen bereiten mit den Patientinnen die großen Kochgruppen vor (Besprechung der Speisepläne, Abrechnung der Einkäufe).

Die Diätassistentinnen stehen den Patientinnen bei Fragen zur Verfügung.

Von der Fremdverantwortung zur Eigenverantwortung:

Kleine Kochgruppe

Ab dem 3. Therapiemonat findet im wöchentlichen Wechsel die Kleine Kochgruppe statt. Jeweils 5 Patientinnen gestalten ihren Wochenspeiseplan (Montag bis Freitag) für das Mittagessen, wobei jeden Tag eine andere Patientin bestimmt, was es zu essen gibt – meistens werden »Lieblingsrezepte« mitgebracht. Der Speiseplan wird in der vorhergehenden Woche mit einer Diätassistentin bezüglich Durchführbarkeit, Mengen und Zubereitung besprochen. Zu Beginn der Woche erhalten die Patientinnen ihr Budget von DM 5,00 pro Patientin pro Mittagessen und müssen damit wirtschaften. Benötigen sie mehr als den zur Verfügung gestellten Betrag, müssen sie die restliche Summe aus eigener Tasche bezahlen. Die Gruppe kocht in einer separaten Küche. Das Mittagessen wird in einem kleineren Speiseraum daneben eingenommen, im »Bistro«. Wir leiten die Patientinnen an, auch Wert auf die Speiseraumgestaltung und die Tischdekoration zu legen. Am Sonnabend plant die Kleine Kochgruppe das Mittagessen für alle Patientinnen und bereitet es zusammen mit dem Küchendienst zu. Hierfür bekommt die Gruppe ein zusätzliches Budget zum Einkaufen.

In der darauf folgenden Woche bespricht die Diätassistentin mit der Kochgruppe den Ablauf und eventuell aufgetretene Schwierigkeiten (z.B. Gruppenunstimmigkeiten bezüglich Arbeitsteilung, Speisenauswahl, Mengen).

Buffet

Ab dem 3. Therapiemonat findet jeweils donnerstags ein Buffet mit verschiedenen Warm-/Kaltgerichten statt. Es gibt in der Regel drei bis vier Salate, vier Hauptgerichte und vier Desserts. In den ersten zwei Wochen empfehlen wir den Patientinnen, sich für jeweils einen Salat, ein Hauptgericht und einen Nachtisch zu entscheiden. Es handelt sich dabei um Gerichte, die ihnen aus der Therapiezeit bekannt sind (z.B. Pellkartoffeln mit Gemüsequark, Gemüsesuppe mit Brot und Butter etc.). Nach und nach aber sollen die Patientinnen die Speisen so kombinieren, wie sie es sich vorstellen. Dies alles findet unter der Supervision der Diätassistentinnen statt. Die Speisenauswahl ändert sich insofern, dass die Gerichte nicht mehr so transparent sind, z.B. Reis + Gemüse + Sauce, sondern eher alltäglicher werden, z.B. Aufläufe, Überbackenes, Hausmannskost, kalte Brotmahlzeiten. Ziel dabei ist, dass die Patientinnen die Scheu vor angstbesetzten Gerichten verlieren. Sie lernen, mit allen Lebensmitteln umzugehen und sich trotz eines Überangebotes von Lebens-

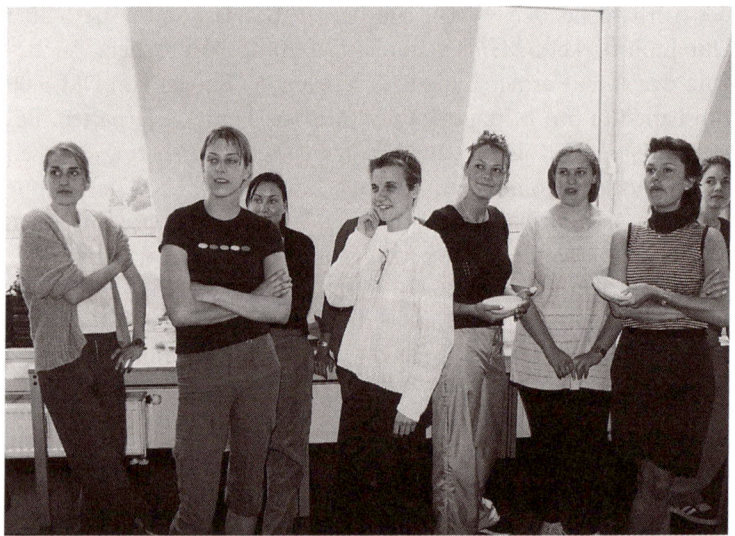

Vorbesprechung am Buffett

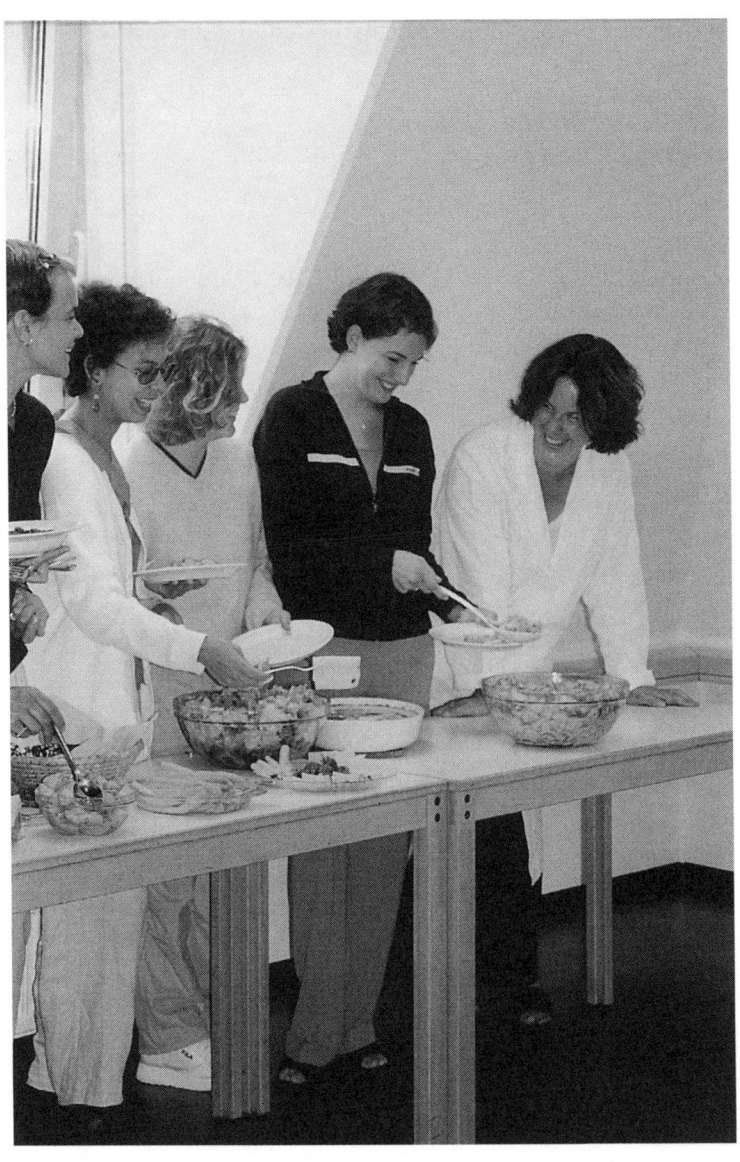

mitteln nur für bestimmte zu entscheiden und die richtigen Mengen zu wählen.

Kaltes und warmes Buffet

Vorspeisen:
    grüner Salat, gemischter Salat, Nudelsalat, Reissalat, Tomatensalat
    Dips und Brot, Brötchen, Brezeln
    Suppen
    Canapées
    italienische Vorspeisen (eingelegtes Gemüse)

Hauptspeisen
    kalte Käse- bzw. Fleischplatten mit Brot, Brötchen, Brezeln
    Fisch
    Braten
    Beilagen
    Eintöpfe
    Aufläufe
    Soßen

Nachspeisen:
    verschiedene Cremes
    Eis
    Obstsalat/Obst
    Kuchen/Strudel
    Käse/Brot

Wie verhalte ich mich bei Buffets (Einladungen, Partys, Hochzeiten usw.)?

Probleme:
- Sich nicht entscheiden können
- Unsicherheit bei der Menge/Wie viel von was?
- Wie oft gehe ich ans Buffet?
- Wie viele Gerichte kann ich mischen?

- Ich möchte von allem!
- Was nehme ich, wenn gewählte Speisen ausgehen?

Vorschläge zum Verhalten am Buffet:
- Schauen Sie sich das Buffet in Ruhe an! Überlegen Sie, worauf Sie Lust haben und was Ihnen schmeckt!
- Können Sie sich nicht entscheiden oder wollen von allen Gerichten probieren? Schmeckt Ihnen gar nichts?
- Um eine Erleichterung zu schaffen, können Sie sich die Gerichte in Vor-, Haupt- und Nachspeisen einteilen!
- Suchen Sie sich aus jedem Bereich mindestens eine (ratsam, wenn Sie überfordert sind und am liebsten gar nichts mehr essen wollen) oder höchstens zwei (wenn Sie sich am liebsten von allem nehmen würden) aus!
- Wenn Sie sich sehr unsicher fühlen und lange nicht mehr an einem Buffet gegessen haben, ist es leichter, nur zweimal ans Buffet zu gehen. Dabei nehmen Sie sich beim ersten Mal die Vor- und Hauptspeise. Die Nachspeise holen Sie sich beim zweiten Gang.
- Fühlen Sie sich sicherer, können Sie auch mehrmals ans Buffet gehen.
- Am Anfang kann es schwierig sein, häufiger ans Buffet zu gehen, da leicht der Überblick über die Essensmenge verloren werden kann.
- Gibt es von den von Ihnen ausgesuchten Speisen nichts mehr, ist es ratsam, sich die Speisen anzuschauen, die es am Buffet noch gibt, und aus diesen erneut, wie oben beschrieben, eine Auswahl zu treffen.

Oft geht es am Buffet hektisch zu – vielleicht geraten Sie unter Druck, die optimale Auswahl zu treffen (z.B. bei sehr exklusiven, seltenen Gerichten). Dann ist es ratsam, sich zu sagen, dass man nicht jetzt unbedingt von allem haben muss, sondern immer wieder die Gelegenheit haben wird, bestimmte Köstlichkeiten zu essen, und sei es das nächste Mal in einem Restaurant.

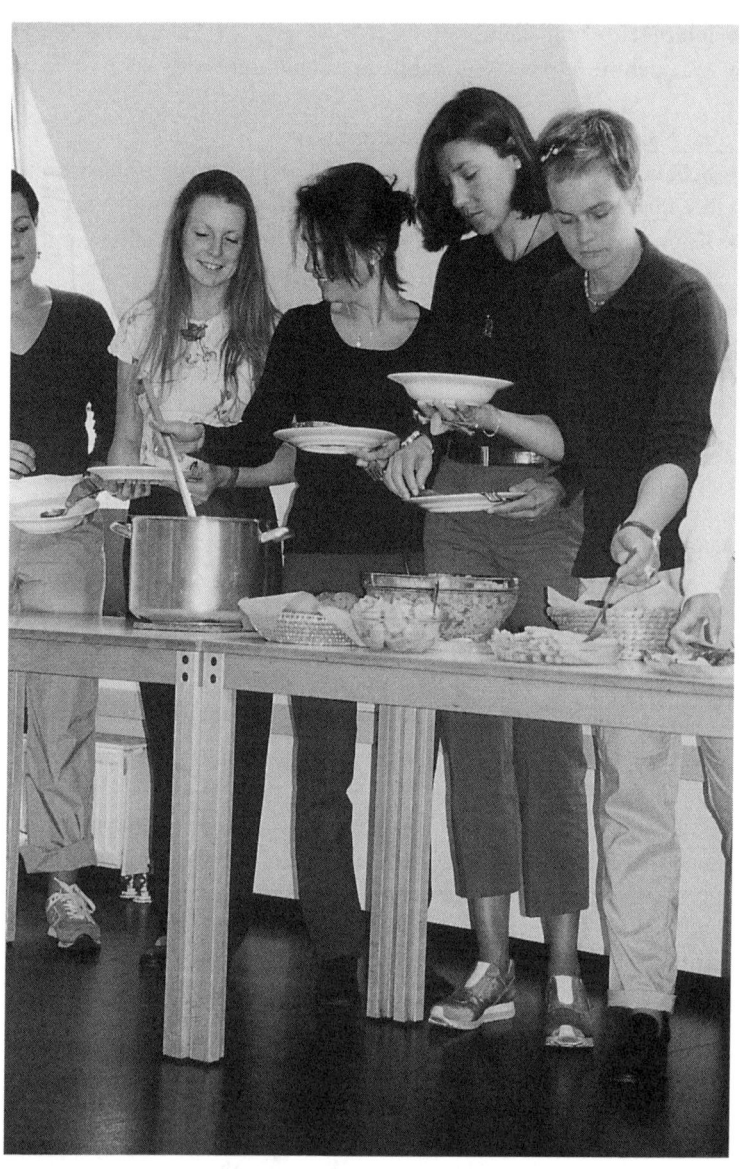

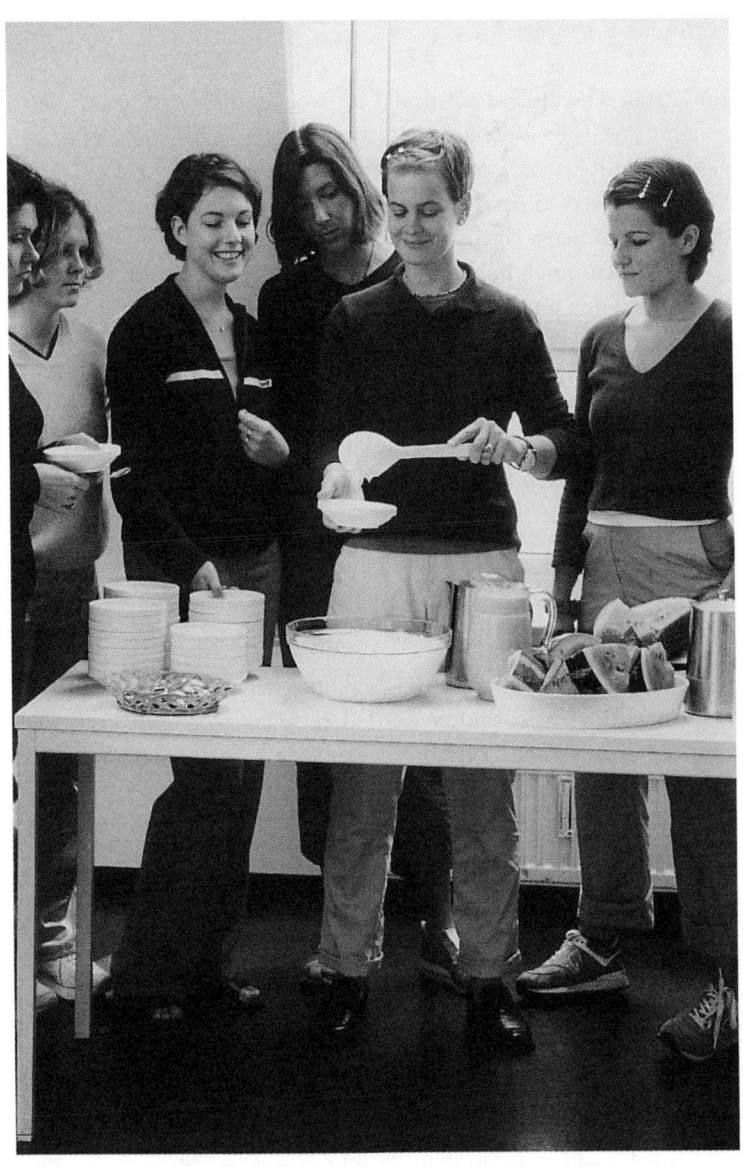

Große Kochgruppe

Im letzten Therapiemonat findet im wöchentlichen Wechsel die so genannte »Große Kochgruppe« statt. Jeweils 5 bis 6 Patientinnen gestalten unter der Supervision einer Diätassistentin den gesamten Wochenspeiseplan und bereiten die Mahlzeiten zusammen mit dem Küchendienst eigenständig zu.

Die Patientinnen haben so nochmals die Möglichkeit, ihnen unbekannte oder angstbesetzte Mahlzeiten auszuprobieren und die richtigen Mengen zu erfahren. Außerdem wird eingeübt, sich wieder eigenständig um die Planung und Gestaltung der Mahlzeiten sowie um den Einkauf zu kümmern – dies wurde den Patientinnen während der Therapie in der Tagklinik zum großen Teil abgenommen, gehört jedoch in der ambulanten Phase wieder zu ihrem Alltag.

»Chaostage«

Diese Tage finden während der tagklinischen Phase drei- bis viermal statt. Die Patientinnen werden morgens vor dem Frühstück von den Diätassistentinnen informiert, dass sie an diesem Tag für die gesamte Tagesverpflegung zuständig und verantwortlich sind, während sich die Diätassistentinnen im Hintergrund halten. Die Patientinnen müssen sich also als Gruppe einigen, was sie zu den fünf Mahlzeiten, die im TCE stattfinden, essen möchten. Der Tagesspeiseplan soll aus den im TCE vorhandenen Lebensmitteln gestaltet werden – zusätzliche Einkäufe sind nicht vorgesehen.

Die Patientinnen können sich jederzeit mit Fragen an die Diätassistentin wenden, falls Schwierigkeiten bei der Planung oder beim Kochen auftreten. Die Diätassistentin greift jedoch nicht von sich aus ins Kochgeschehen ein.

Meistens erfolgen Planung und Einigung unter den Patientinnen erstaunlich zügig, unkompliziert und kompetent. Obwohl diese Tage noch niemals chaotisch verlaufen sind, hat sich der Name »Chaostage« gehalten.

Essen gehen/Restaurantbesuch

Während der tagklinischen Phase gehen die Patientinnen mindestens zweimal mit zwei TherapeutInnen/Diätassistentinnen zum Essen in ein Restaurant. Dort bestellt sich jede Patientin ein Gericht und Getränk ihrer Wahl. Es sollte sich dabei um eine adäquate Mahlzeit handeln, so wie es im TCE gelernt wurde, und nicht z.B. um einen kleinen Salat und ein Glas Mineralwasser.

Möglicherweise auftretende Probleme:
- Die Speisekarte ist sehr umfangreich, sodass Schwierigkeiten beim Auswählen entstehen.
- Das gewählte Gericht ist in der Menge zu groß oder zu klein.

Folgende Vorschläge können helfen:
- Überlegen Sie sich bereits bei der Wahl des Lokals, welche Essensrichtung Ihnen leicht fällt oder was sie kennen (z.B. italienisch).
- Bei der Auswahl des Gerichtes können folgende Überlegungen zu einer leichteren Entscheidung führen:
  - Was habe ich heute schon gegessen?
  - Auf was habe ich momentan Lust?
  - Welche Gerichte kann ich mengenmäßig einschätzen?
  - Was kann ich mir auch selbst kochen?
- Wurde das Essen im Restaurant lange Zeit vermieden, ist es leichter, zu Beginn Gerichte zu bestellen, die Sie von Ihrem Strukturplan her kennen (z.B. Pizza, Suppe).
- Entsprechen die Portionen in der Größe nicht Ihrer Essensmenge, lassen Sie übrig, was zu viel ist, oder gleichen Sie die fehlende Menge durch Brot oder ein Glas Saft aus.
- Je nach Tageszeit (mittags oder abends) sollte noch ein Nachtisch bestellt werden.

Oft drängt sich der Gedanke auf: »Ich möchte am liebsten von allem probieren.« Sagen Sie sich: »Ich muss jetzt nicht von allem haben. Ich kann jederzeit wieder essen gehen!«

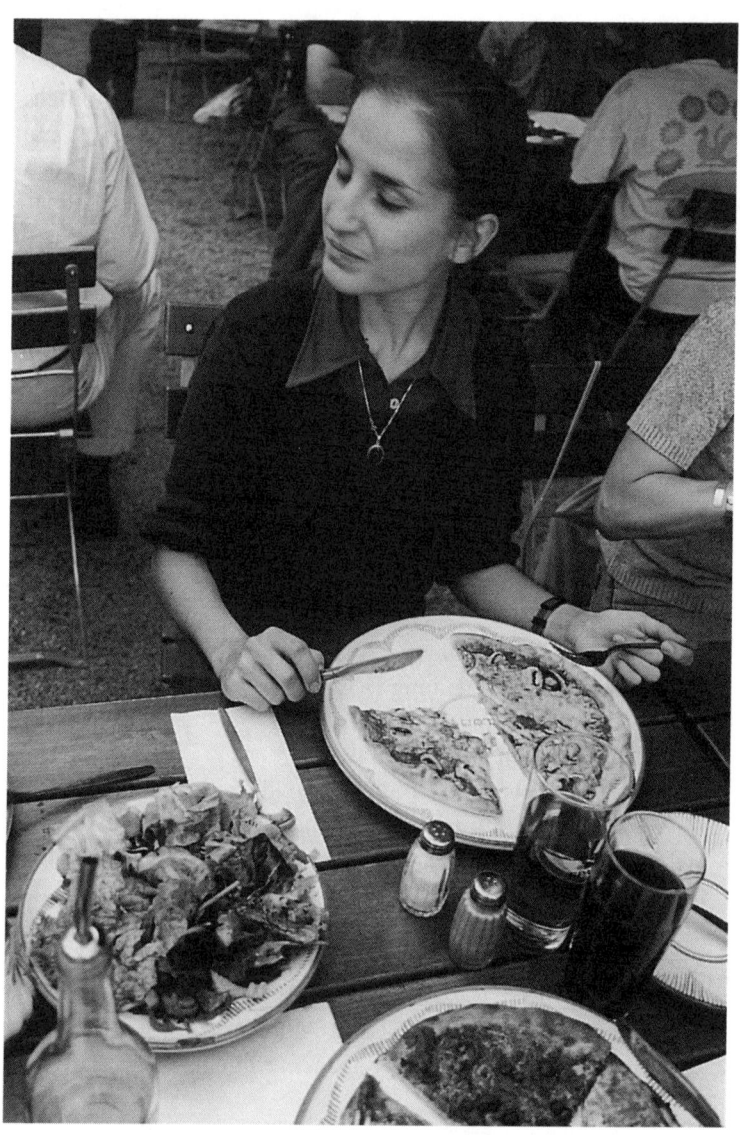

Einladung

Bei Einladungen gibt es hauptsächlich zwei Möglichkeiten, mit denen Sie konfrontiert werden können: Entweder es gibt ein Buffet (siehe Abschnitt Buffet) oder es gibt ein Zwei- oder Drei-Gänge-Menü.

In der Regel bekommen Sie bei einer Essenseinladung die Gänge vom Gastgeber vorportioniert. Entspricht dies in etwa Ihren Essensmengen (siehe Pläne), können Sie die Portion aufessen, wie Sie sie bekommen.

Es kann Ihnen aber auch passieren, dass sie zu viel oder zu wenig portioniert bekommen. Vergleichen Sie die Portion mit Ihrer Menge und lassen gegebenenfalls etwas übrig. Ist die Menge zu klein, lassen Sie sich beim zweiten Mal noch einmal geben und lassen dann übrig, was für Ihre Portion zu viel wäre.

Hauptsächlich finden Einladungen abends statt. Essen Sie den Nachtisch ruhig mit und planen diesen als Spätmahlzeit/Gute-Nacht-Snack ein. Bei Tageseinladungen (z.B. Hochzeit) können sich die Essenszeiten verschieben. Lassen Sie sich dadurch nicht verwirren und behalten Sie Ihre Essensmengen bei, indem Sie sich überlegen, wie Sie das Gegessene auf Ihre alltäglichen Mahlzeiten umverteilen würden.

Kantine/Mensa

Essen Sie Ihr Mittagessen in der Kantine oder Mensa, können Sie sich an der Struktur der vorgegebenen Pläne orientieren. Dabei suchen Sie sich jeweils einen kleinen Salat, ein Hauptgericht und eine Nachspeise aus. Hier können Sie die Gerichte wie in den vorgegebenen Plänen kombinieren.

Beispiel 1:

1 kleiner Salat
1 Schälchen Beilage (Kartoffeln, Reis, Nudeln)
1 Portion Fleisch oder Fisch oder Gemüse

1 Kelle Soße
1 Schälchen Nachtisch

Beispiel 2:

1 kleiner Salat
1 Portion Spaghetti
1 Kelle Soße
1 Nachtisch

Beispiel 3:

1 kleiner Salat (als Vorspeise)
1 Süßspeise (Reisauflauf, Apfelstrudel, Kaiserschmarrn)
kein Nachtisch

Nach diesem Prinzip können Sie alle angebotenen Speisen kombinieren.

Aufgaben der Patientinnen im Essprogramm

Während ihres Aufenthaltes in der Tagklinik sind die Patientinnen im so genannten »Küchendienst« mit in die Durchführung des Essprogrammes eingebunden. In Gruppen zu 5 Personen übernehmen sie im wöchentlichen Wechsel folgende Aufgaben:

08:00 Uhr	Kaffee und Tee kochen Lebensmittel für das Frühstück auf den Tisch stellen Spülmaschine ausräumen

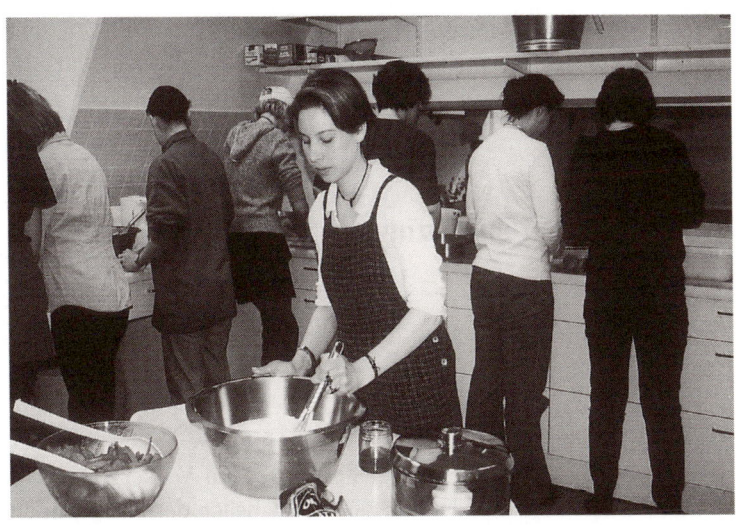

09:00–10:00 Uhr	Tische abräumen schmutziges Geschirr aufräumen Lebensmittel vom Frühstück wegräumen Tische für das Mittagessen decken Zwischenmahlzeit herrichten bei Bedarf Einkäufe erledigen bei der Zubereitung des Mittagessens mithelfen
11:45 Uhr	pro Person ein Getränk einschenken Serviettentaschen verteilen Salate verteilen
12:30 Uhr	Essensreste versorgen schmutziges Geschirr wegräumen Speiseraum aufräumen Tisch für die nächste Mahlzeit decken
16:15 Uhr	Kaffee und Tee kochen
17:00 Uhr	Spülmaschine einräumen Küche und Speiseraum aufräumen Tische für das Frühstück decken

Die Patientinnen erledigen diese Aufgaben (außer 09:00 Uhr und 12:30 Uhr) nach anfänglicher Anleitung ohne Mithilfe der Diätassistentinnen.

Ernährungstherapiesitzungen

Zusätzlich zum »praktischen Teil« der Ernährungstherapie finden während der Tagklinik-Phase einmal pro Woche Ernährungstherapiesitzungen statt, die von zwei Diätassistentinnen geleitet werden. Am Anfang der Therapie stehen das Symptomverhalten, die Gewichtsverläufe und Probleme mit dem Essen im Vordergrund. Zu Beginn jeder Sitzung werden die Gewichtstabellen der Patientinnen in Augenschein genommen, Verläufe besprochen sowie eventuell Änderungen der Essensmengen vorgenommen, falls die Zu- oder Abnahme 500 g pro Woche unter- oder überschreitet. Selbstverständlich hat jede Patientin in den Ernährungstherapiesitzungen die Möglichkeit, Rückfälle, Ängste bei der Gewichtszunahme und Körperveränderungen anzusprechen und nach Lösungsmöglichkeiten zu fragen. Im weiteren Verlauf werden dann Themen wie Buffet oder Kochgruppen, aber auch Schwierigkeiten beim Umsetzen des erlernten Essverhaltens besprochen – Symptome oder Diskussionen über das Gewicht treten mehr und mehr in den Hintergrund.

Eine wichtige Einrichtung innerhalb der Ernährungstherapie während der tagklinischen Phase ist die »Mittagskritik«, die täglich von 14:00 Uhr bis 14:30 Uhr stattfindet. Es handelt sich um eine Gruppensitzung, in der die Patientinnen ihre Schwierigkeiten beim Essen, Beobachtungen von Essverhalten und eventuelle Rückfälle ansprechen können und dazu Rückmeldungen von den Mitpatientinnen bekommen. In den ersten 14 Therapietagen wird die Sitzung jeweils von einer Diätassistentin geleitet, im weiteren Verlauf erfolgt die Supervision einmal pro Woche.

Nikotin und Alkohol

In den Räumen des TCE und im nahen Umfeld des Gebäudes gilt Rauchverbot. Diese Regel ist Teil unserer Vereinbarungen, die wir mit den Patientinnen vor Therapiebeginn am Ende der Motivationsphase treffen. Wir haben in früheren Jahren die Erfahrung gemacht, dass es vor allem bei bulimischen Patientinnen mit Einstellen des gestörten Essverhaltens zu einer deutlichen Zunahme des Zigarettenkonsumes kommt. Aus diesem Grund bieten wir eine Raucher-Entwöhnungsgruppe an.

Es gibt im TCE auch keinen Alkohol zu trinken. Während der Tagklinik-Phase werden die Patientinnen dazu angehalten, überhaupt keinen Alkohol zu konsumieren. Vor allem diejenigen, die während der bulimischen Phase Alkohol getrunken haben, um leichter erbrechen zu können, werden nachdrücklich auf die Gefahren der drohenden Abhängigkeit hingewiesen. Das Gleiche gilt natürlich auch für einen Missbrauch von Drogen aller Art. Bestehende Alkohol- und Drogenabhängigkeit sind eine Kontraindikation für eine Therapie am TCE.

Sich bewegen und entspannen

Für viele Menschen mit einer Ess-Störung, ob Magersucht oder Bulimie, steht das Symptom »exzessive Bewegung«, um Kalorien zu verbrauchen, an erster Stelle ihrer Symptomliste. Dahinter verbirgt sich Leistungssport jeglicher Art, wie z.B. Joggen, Marathonlauf, Surfen, Schwimmen, Radfahren oder auch stundenlanges Training im Fitness-Studio. Begleitet werden diese sportlichen Betätigungen von dem Bestreben, Ausdauer und Anstrengung möglichst weiter zu steigern und körperliche Schwächen zu ignorieren oder sie sogar mit noch härterem Training zu beantworten. Hinzu kommt, dass Magersüchtige ihren Schlaf häufig auf ein Minimum reduzieren, üblicherweise sitzende Tätigkeiten im Stehen ausüben und wenn möglich von morgens bis abends auf den Beinen sind. Manche müssen sich etwa einen Apfel in der Schulpause dadurch »verdienen«, dass sie vorher in der Toilette 100 Kniebeugen machen, und das alles bei ohnehin stark reduzierter Kalorienzufuhr. Ein dazu konträres Verhalten zeigen Übergewichtige: Sie sitzen, wo immer es möglich ist, benutzen Rolltreppen und Fahrstühle, treiben keinerlei Sport und vermeiden überflüssige Bewegungen.

Die Therapie am TCE verfolgt mit dem dargelegten Essprogramm für alle Essgestörten das Ziel, die abnorme Kalorienzufuhr, ob zu wenig oder zu viel, zu normalisieren. Selbstverständlich muss alles versucht werden, auch den Kalorienverbrauch dem Ziel einer Gewichtszunahme oder einer Gewichtsabnahme anzupassen, also das Ausmaß der Bewegungen zu reduzieren oder zu steigern.

Magersüchtige Patientinnen sollen ihren Bewegungsdrang, der sie von morgens bis abends in Atem hält, deutlich einschränken. Sportliche Aktivitäten mit Leistungssportcharakter sind vor allem bei starkem Untergewicht zunächst ganz einzustellen. Für übergewichtige Patientinnen gilt das Gegenteil: Wir versuchen, sie zu mehr Bewegung im täglichen Leben anzuregen wie Treppensteigen anstelle von Aufzugfahren, Radfahren anstelle von U-Bahn-Fahren, kleine Spaziergänge anstelle von Fernsehen. In Bezug auf sportliche Aktivitäten bieten wir Übergewichtigen zunächst ein wenig belastendes Bewegungsprogramm an, das allmählich gesteigert wird, wie z.B. ein definiertes Training am Fahrrad-Ergometer.

Bewegung nicht als Kalorien verbrauchende Muskeltätigkeit, sondern als Mittel zur Wahrnehmung des eigenen Körpers und zur Entspannung spielt in unserem Therapiekonzept eine wesentliche Rolle. Die meisten Essgestörten haben ein sehr problematisches, teilweise sogar feindliches Verhältnis zu ihrem Körper, das über die im DSM-IV für die Diagnose Anorexia nervosa geforderte Körperschemastörung weit hinausgeht. Ekelgefühle dem eigenen Körper gegenüber verhindern seine sinnliche Wahrnehmung, verbieten wohltuende Berührungen und führen zur Vermeidung seiner Pflege. Bewegungen, vor allem von Magersüchtigen, wirken oft erschreckend marionettenhaft, ungelenk und unharmonisch. Behutsame Übungen zur spielerischen Wahrnehmung des eigenen Körpers, vorsichtige Annäherungen an Gruppenmitglieder, Übungen zur Entspannung gehören ebenso zum Programm wie regelmäßige rhythmische Bewegungen und Tanz. Der therapeutische Alltag im Therapie-Centrum für Ess-Störungen beginnt mit Tanzen und endet mit Tanzen.

Für die Zeit nach der Behandlung im TCE raten wir unseren Patientinnen und Patienten, dass sie Sportarten, die zu ihren Symptomen gehört haben, wie z.B. Joggen, künftig vermeiden sollen. Gruppenspiele halten wir für weitaus geeigneter, dem Bewegungsdrang Essgestörter Raum zu geben, als Leistungssport jeglicher Art oder stundenlanges autistisches Training in Fitness-Studios.

Anleitungen zur sinnlichen Wahrnehmung

Essgestört sein bedeutet starke Einengung auf ein schmales Stück unnatürlichen Lebens. Das Denken der Betroffenen ist auf die Ess-Störung konzentriert. Hunger und Völlegefühl sind oft die einzigen Gefühle, die noch gespürt werden, und über die Gemütslage entscheidet die Zahl auf der Waage. Menschen mit einer Ess-Störung nehmen die Welt um sich herum kaum mehr wahr.

Magersüchtige oder Bulimikerinnen essen in Abhängigkeit vom Kaloriengehalt der Nahrungsmittel oder sie verschlingen wahllos Unmengen in der bulimischen Phase. Beides hat mit Essen nichts zu tun. Ein Essen genießen, sich an einem Essen freuen können wir auch dann, wenn wir nicht an einer Festtafel essen, ein lukullisches Mahl verzehren oder unsere Lieblingsspeisen vorgesetzt bekommen. Natürlich ist es unmöglich, dass wir uns an jeder Mahlzeit gleichermaßen erfreuen. Manches, was wir vorgesetzt bekommen, schmeckt uns eben nicht. Aber die Fähigkeit, Nahrung zu genießen oder zumindest sich darum zu bemühen, halten wir für erstrebenswert. Essen kann mit einer sinnlichen Wahrnehmung einhergehen. Ich kann einen Apfel nehmen, ihn in der Hand halten, ihn anschauen und beriechen, ich kann ihn auseinander brechen oder schneiden und schälen oder einfach hineinbeißen. Ich kann das süße Aroma schmecken oder das säuerlich-saftige, der Apfel kann mir zu mehlig sein oder gerade recht, sein Geschmack kann mich an einen früheren Apfel erinnern oder ich finde vielleicht, dass der Apfel fad schmeckt. Jedenfalls sehe, rieche, schmecke, spüre ich den Apfel oder irgendeine andere Frucht, die ich nicht einfach »zu mir nehme« und hinunterschlinge, sondern mit wachen Sinnen esse, und so ist es mit vielen Produkten, die ich für meine tägliche Ernährung brauche. Schon das Einkaufen kann Spaß machen, ob viel oder wenig, ob teuer oder preisgünstig, spielt keine Rolle. Das Auswählen ist wichtig: Ob ich eine Melone oder eine Avocado oder eine andere Frucht für heute suche oder erst für morgen – ich muss lernen zu erkennen, wann ein Käse am besten ist, welches Brot mir am besten schmeckt oder welcher Schinken. Auf einem Markt einzukaufen ist eine gute Gelegenheit, seine sinnliche Wahrnehmung zu trainieren, und bedeutet Freude für den, der sich darauf einlässt.

Das Wichtigste ist zu lernen, sich selbst wahrzunehmen. Irgendwo muss man damit beginnen, z.B. mit der Haut. Magersüchtige wirken oft alt, die Haut wird trocken, schuppig und unelastisch, weil das Fettgewebe schwindet und zu wenig Flüssigkeit vorhanden ist. Ein Außenstehender könnte meinen, den Magersüchtigen ist das alles egal – vielleicht deshalb, weil sie sich sowieso hässlich finden, und da kommt es auf die Haut auch nicht mehr an. Es wäre aber eine Chance, mit einer Änderung zu beginnen, nicht zuletzt, weil es sein kann, dass die Hautveränderungen eines Tages nicht mehr verschwinden, auch wenn sich das Körpergewicht normalisiert hat. Dabei ist es so wichtig, eine einigermaßen gepflegte Haut zu haben, nicht nur wegen des Aussehens. Unsere Haut ist ein sehr wichtiges Sinnesorgan. Mit der Haut spüren wir die Umwelt, wir nehmen die Luft wahr und die Temperatur, wir spüren den Wind, den angenehm kühlen Luftzug, wenn es heiß ist, oder die eisige Luft im Winter, oder wir spüren den Sand unter den Fußsohlen, oder den Waldboden, oder Kieselsteine oder einen Teppich, oder die Holzdielen, oder den Steinboden. Wieder kommt es nicht darauf an, ob etwas als angenehm oder unangenehm empfunden wird oder sogar als schmerzhaft. Wichtig ist allein, etwas wahrzunehmen und sich bewusst zu machen. Dann können wir uns etwas Angenehmes aussuchen, wenn wir darauf Lust haben, z.B. ein warmes

Bad spüren oder das kühle Leintuch oder eine besonders weiche Wolle auf der Haut oder eine gut riechende Creme.

Wir versuchen, unseren Patientinnen zu vermitteln, wie wichtig es ist zu lernen, sich selbst zu spüren, den eigenen Körper wahrzunehmen. Dazu gehört auch Körperpflege, nicht nur aus hygienischen Gründen, sondern, weil es angenehm ist, den eigenen Körper wahrzunehmen und ihm ab und zu etwas Gutes zu tun. Es kann schön sein, sich der eigenen Kraft oder Geschicklichkeit oder einer bestimmten Bewegung bewusst zu werden, oder die Müdigkeit vor dem Einschlafen zu genießen oder sich zu entspannen.

Das alles ist erlernbar. Wir können unseren Patientinnen zeigen, wie sie ihre Umwelt mit ihren Sinnen in sich aufnehmen können, wie sie mit ihren Fingern erkunden können, aus welchem Material Gegenstände gemacht sind, ob aus Holz, aus Stein oder Plastik, und wie man sie unterscheiden kann, ohne hinzuschauen. Wir können anregen, eine Baumrinde zu spüren oder das Wetter zu beobachten, die Bewegung der Wolken und den Wechsel von Licht und Schatten. Wir können sie ermuntern, sich die Umwelt auch über das Gehör bewusst zu machen, nicht nur laute Musik zu hören, sondern auch leise verklingende Töne wahrzunehmen, ein Rascheln, ein Knattern oder ein Summen, die vielen verschiedenen Geräusche von der Straße, in einem Haus oder im Wald.

Ein unverzichtbarer Bestandteil unserer Arbeit mit essgestörten Menschen ist, sie zu lehren, sich selbst und ihre Umgebung mit wachen Sinnen wahrzunehmen.

6. Beispiele für Mahlzeiten und Rezepte

Energieverteilung der einzelnen Mahlzeiten

Frühstück

1. Brotmahlzeiten

	PA			PB			PC		
	Menge	gr	kcal	Menge	Gr	kcal	Menge	gr	kcal
Brot	2 S	80	165	$1^1/_2$ S	60	124	1 S	40	82
Butter	$1^1/_2$ EL	15	113	1 EL	10	75	1 TL	5	38
Marmelade	1 EL	20	50	1 TL	10	25	1 TL	10	25*
Quark	1 EL	30	22	1 EL	30	22	1 EL	30	22*
Käse oder	1–2 S	30	106	1–2 S	30	106	–	–	–
Wurst	1–2 S	30	109	1–2 S	30	109	–	–	–
Zucker	1 TL	5	20	1 TL	5	20	1 TL	5	20
Milch	1 EL	15	10	1 EL	15	10	1 EL	15	10
Ergebnis			**486**			**382**			**197**

* stattdessen: Wurst/Käse 30 gr

2. Müsli

	PA			PB			PC		
	Menge	gr	kcal	Menge	Gr	kcal	Menge	gr	kcal
Flocken	6 EL	60	218	4 EL	40	145	3 EL	30	109
Nüsse	1 EL	10	60	1 EL	10	60	–	–	–

	Menge	gr	kcal	Menge	gr	kcal	Menge	gr	kcal
Quark	3 EL	90	66	2 EL	60	44	2 EL	60	44
Obst	1/2 St.	60	30	1/2 St.	60	30	1/2 St.	60	30
Honig	1 TL	10	33	1 TL	10	33	1 TL	10	33
Sahne	1 EL	15	46	–	–	–	–	–	–
Zucker	1 TL	5	20	1 TL	5	20	1 TL	5	20
Milch	1 EL	15	10	1 EL	15	10	1 EL	15	10
Ergebnis			**483**			**342**			**246**

Mittagessen

	PA			PB			PC		
	Menge	gr	kcal	Menge	Gr	kcal	Menge	gr	kcal
Beilagen: – Kartoffeln	3 St.	200	**140**	2 St.	150	**105**	1 1/2 St.	120	**84**
feln		70	**242**	6 EL	50	**174**	3 EL	30	**104**
– Reis, roh	8 EL	100	**242**		70	**174**		30	**104**
– Nudeln, roh	1 kleine Tasse	80	**168**	3/4 kleine Tasse	60	**126**	1/2 kleine Tasse	40	**84**
– Brot (Suppe)	2 S			1 1/2 S			1 S		
Suppe	1 Teller	250	**166**	1 Teller	250	**166**	1 Teller	250	**166**
Fleisch (Pute)		100	**114**		100	**114**		100	**114**
Fisch		100	**100**		100	**100**		100	**100**
Eier	1 St.		**84**	1 St.		**84**	1 St.		**84**
Sauce: – helle Sauce	1 Schöpfkelle	100	**120**	3/4 Schöpfkelle	65	**84**	1/2 Schöpfkelle	40	**60**
Gemüse + 10 gr Fett		150	**120**		150	**120**		150	**120**
Salat + 5 gr Öl		50	**41**		50	**41**		50	**41**

	Menge	gr	kcal	Menge	gr	kcal	Menge	gr	kcal
Nachtisch:									
– Pudding		150	**190**		150	**190**		100	**127**
– Pudding (nach Suppe)		200	**255**		150	**190**		100	**127**
– Obstsalat		200	**120**		150	**90**		100	**60**
– Quark		150	**110**		100	**74**		70	**51**
+ Obst	$^1/_2$ St.	60	**30**	$^1/_2$ St.	60	**30**	$^1/_2$ St.	60	**30**
– Schlagsahne	1 EL	20	**63**	–	–	–	–	–	–
Brotmahlzeit:									
– Brot +	1 S+		**286**	1 S+		**218**	1 S+		**151**
Brötchen	1$^1/_2$ St.	120	**249**	1 St.	80	**166**	$^1/_2$ St.	60	**124**
oder Brot	3 S	15	**113**	2 S	10	**75**	1$^1/_2$ S	5	**38**
– Butter	1$^1/_2$ EL	45	**160**	1 EL	30	**106**	1 TL	20	**70**
– Käse/ Wurst	3 S			2 S			1$^1/_2$ S		

Zwischenmahlzeiten (2. Frühstück, 14-Uhr-Starter, Kaffee)

1. Brotmahlzeiten (Kaffeemahlzeit)

	PA			PB			PC		
	Menge	gr	kcal	Menge	gr	kcal	Menge	gr	kcal
Brot	1$^1/_2$ S	60	125	1 S	40	83	$^1/_2$ S	20	42
Butter	1 EL	10	75	1 TL	5	38	1 TL	5	38
Marmelade	1$^1/_2$ TL	15	37	1 TL	10	25	1 TL	10	25*
Quark	1 EL	30	22	1 EL	30	22	1 EL	30	22*
Käse oder	$^1/_2$ S	15	53	–	–	–	–	–	–
Wurst	$^1/_2$ S	15	55	–	–	–	–	–	–
Zucker	1 TL	5	20	1 TL	5	20	1 TL	5	20
Milch	1 EL	15	10	1 EL	15	10	1 EL	15	10
Ergebnis			**343**			**248**			**146**

* stattdessen: Wurst/Käse 15 gr

2. Müsli (Kaffeemahlzeit)

	PA			PB			PC		
	Menge	gr	kcal	Menge	gr	kcal	Menge	gr	kcal
Flocken	2 EL	20	73	2 EL	20	73	1 EL	10	36
Nüsse	1 EL	10	60	1 EL	10	60	1 EL	10	60
Quark	2 EL	60	44	2 EL	60	44	2 EL	60	44
Obst	$^1/_2$ St.	60	30	$^1/_2$ St.	60	30	$^1/_2$ St.	60	30
Honig	1 TL	10	33	1 TL	10	33	–	–	–
Sahne	1 EL	15	46	–	–	–	–	–	–
Zucker	1 TL	5	20	1 TL	5	20	1 TL	5	20
Milch	1 EL	15	10	1 EL	15	10	1 EL	15	10
Ergebnis			**316**			**270**			**200**

3. Brezel (2. Frühstück)

	PA			PB			PC		
	Menge	gr	kcal	Menge	gr	kcal	Menge	gr	kcal
Brezel	1 St.		154	1 St.		154	1 St.		154
Butter	1 EL	10	75	1 TL	5	38	–	–	–
Saft	$^1/_2$ Glas	0,1 l	45	–	–	–	–	–	–
Ergebnis			**274**			**192**			**154**

4. Brot mit Hüttenkäse (Kaffeemahlzeit)

	PA			PB			PC		
	Menge	gr	kcal	Menge	gr	kcal	Menge	gr	kcal
Brot	$1^1/_2$ S	60	125	1 S	40	83	1 S	40	83
Butter	1 EL	10	75	1 TL	5	38	–	–	–
Hüttenkäse	1 EL	30	34	1 EL	30	34	1 EL	30	34

	Menge	gr	kcal	Menge	gr	kcal	Menge	gr	kcal
Gemüse	$1/_4$ Tomate	10	–	$1/_4$ Tomate	10	–	$1/_4$ Tomate	10	–
Zucker	1 TL	5	20	1 TL	5	20	1 TL	5	20
Milch	1 EL	15	10	1 EL	15	10	1 EL	15	10
Ergebnis			**264**			**185**			**147**

5. Quark mit Obst (Kaffeemahlzeit)

	PA			PB			PC		
	Menge	gr	kcal	Menge	gr	kcal	Menge	gr	kcal
Quark	2 EL	60	44	2 EL	60	44	2 EL	60	44
Milch	2 EL	30	20	2 EL	30	20	2 EL	30	20
Nüsse, gem.	1 EL	10	60	–	–	–	–	–	–
Obst, mittelgr.	1 St.	120	60	1 St.	120	60	$1/_2$ St.	60	30
Honig	1 TL	10	33	1 TL	10	33	1 TL	10	33
Zucker	1 TL	5	20	1 TL	5	20	1 TL	5	20
Milch	1 EL	15	10	1 EL	15	10	1 EL	15	10
Ergebnis			247			187			157

6. Nüsse (2. Frühstück oder 14-Uhr-Starter)

	PA			PB			PC		
	Menge	gr	kcal	Menge	gr	kcal	Menge	gr	kcal
Nüsse	2 EL	20	140	2 EL	20	140	2 EL	10	70

7. Obst (2. Frühstück oder 14-Uhr-Starter)

	PA			PB			PC		
	Menge	gr	kcal	Menge	gr	kcal	Menge	gr	kcal
Obst	1 St.	120	60	$1/_2$ St.	60	30	1 St.	120	60

8. Kuchen (Kaffeemahlzeit)

	PA			PB			PC		
	Menge	gr	kcal	Menge	gr	kcal	Menge	gr	kcal
Nusskuchen	1 S	50	215	1 S	40	172	$^1/_2$ S	30	130
Marmor-kuchen	1 S	50	215	1 S	40	170	$^1/_2$ S	30	130
Apfel-kuchen	1 St.	80	180	1 St.	80	180	1 St.	80	180
Käsekuchen	1 St.	80	184	1 St.	80	184	1 St.	80	184
Zucker	1 TL	5	20	1 TL	5	20	1 TL	5	20
Milch	1 EL	15	10	1 EL	15	10	1 EL	15	10
Ergebnis			**223**			**207**			**186**

9. Brötchen mit Honig (Kaffeemahlzeit)

	PA			PB			PC		
	Menge	gr	kcal	Menge	gr	kcal	Menge	gr	kcal
Brötchen	1 St.	80	166	$^1/_2$ St.	40	83	$^1/_2$ St.	40	83
Butter	1 EL	10	75	1 TL	5	38	$^1/_2$ TL	2,5	19
Honig	1 TL	20	66	$1^1/_2$ TL	15	50	1 TL	10	33
Ergebnis			**307**			**171**			**135**

10. Getränke (2. Frühstück oder 14-Uhr-Starter)

	PA			PB			PC		
	Menge	gr	kcal	Menge	gr	kcal	Menge	gr	kcal
Saft	1 Glas	200	94	1 Glas	200	94	1 Glas	200	94
Buttermilch	1 Glas	200	70	1 Glas	200	70	1 Glas	200	70
Kefir	1 Glas	200	120	1 Glas	200	120	1 Glas	200	120

11. Schoko- oder Müsliriegel*

	PA			PB			PC		
	Menge	gr	kcal	Menge	gr	kcal	Menge	gr	kcal
Mini-Mars	1 St.	20	91	1 St.	20	91	1 St.	20	91
Mini-Twix	1 St.	20	98	1 St.	20	98	1 St.	20	98
Duplo	1 St.	18	100	1 St.	18	100	1 St.	18	100
Corny Müsliriegel	1 St.	25	109	1 St.	25	109	1 St.	18	109

* Bei Schokoriegeln sind die Mengen für A, B und C gleich, da auch für Portion C der Energiegehalt vertretbar ist. Von einem Miniriegel noch 1/3 wegzuschneiden, würde ein essgestörtes Verhalten eher noch begünstigen.

12. Gummibärchen (2. Frühstück oder 14-Uhr-Starter)

	PA			PB			PC		
	Menge	gr	kcal	Menge	gr	kcal	Menge	gr	kcal
Gummi-bärchen	2 EL	60	196	1 EL	30	98	1 EL	20	98

13. Eis (Kaffeemahlzeit)

	PA			PB			PC		
	Menge	gr	kcal	Menge	gr	kcal	Menge	gr	kcal
Eis	4 Kugeln		270	3 Kugeln		202	2 Kugeln		135

Abendessen

1. Brote mit Belag, Salat, Apfelschorle

	PA			PB			PC		
	Menge	gr	kcal	Menge	gr	kcal	Menge	gr	kcal
Vollkorn-brot	3 S	120	246	2 S	80	165	$1^1/_2$ S	60	123

	3 TL	15	114	2 TL	10	76	1 TL	5	38
Butter	3 TL	15	114	2 TL	10	76	1 TL	5	38
Schinken oder	2$^1/_2$ S	45	65	2 S	30	58	1 S	15	29
Käse	2$^1/_2$ S	45	143	2 S	30	115	1 S	15	57
Salat	1 Sch.	50	–	1 Sch.	50	–	1 Sch.	50	–
Öl	1 TL	5	50	1 TL	5	50	1 TL	5	50
Apfel-schorle	1 Glas	0,2 l	50	1 Glas	0,2 l	50	1 Glas	0,2 l	50
Ergebnis mit Schinken mit Käse			**480 o. 558**			**396 o. 453**			**245 o. 273**

2. Butterbrot, Hüttenkäse, Banane

	PA			PB			PC		
	Menge	**gr**	**kcal**	**Menge**	**gr**	**kcal**	**Menge**	**gr**	**kcal**
Vollkorn-brot	2 S	80	165	1$^1/_2$ S	60	125	1 S	40	83
Butter	3 TL	15	114	2 TL	10	76	1 TL	5	38
Banane	1 St.	100	81	1 St.	100	81	1 St.	100	81
Hüttenkäse	1 Becher	150	153	1 Becher	150	153	1 Becher	150	153
Ergebnis			**513**			**435**			**355**

3. Butterbrezel und Salat

	PA			PB			PC		
	Menge	**gr**	**kcal**	**Menge**	**gr**	**kcal**	**Menge**	**gr**	**kcal**
Brezel	2 St.	130	400	1$^1/_2$ St.	98	300	1 St.	65	200
Butter	3 TL	15	114	2 TL	10	76	1 TL	5	48
Salat	1 Sch.	50	–	1 Sch.	50	–	1 Sch.	50	–

Öl	1 TL	5	50	1 TL	5	50	1 TL	5	50
Ergebnis			**564**			**423**			**288**

4. Überbackenes Baguette und Salat

	PA			PB			PC		
	Menge	gr	kcal	Menge	gr	kcal	Menge	gr	kcal
Baguette	$1^1/_2$ St.	150	585	1 St.	100	390	1 St.	100	390
Salat	1 Sch.	50	–	1 Sch.	50	–	1 Sch.	50	–
Öl	1 TL	5	50	1 TL	5	50	1TL	5	50
Ergebnis			**635**			**440**			**440**

5. Pizza

	PA			PB			PC		
	Menge	gr	kcal	Menge	gr	kcal	Menge	gr	kcal
Pizza	$^3/_4$	300	648	$^1/_2$	200	432	$^1/_3$	130	228
Ergebnis			**648**			**432**			**288**

6. Müsli

	PA			PB			PC		
	Menge	gr	kcal	Menge	gr	kcal	Menge	gr	kcal
Flocken	6 EL	60	217	4 EL	40	145	2 EL	20	72
Nüsse	2 EL	20	120	1 EL	10	60	1 EL	10	60
Honig	$1^1/_2$ TL	15	49	1 TL	10	33	$^1/_2$ TL	5	16
Obst	$^1/_2$ St.	60	30	$^1/_2$ St.	60	30	$^1/_2$ St.	60	30
Joghurt		300	183		250	153		150	92
Ergebnis			**599**			**421**			**270**

7. Kartoffeln, Gemüsequark

	PA			PB			PC		
	Menge	gr	kcal	Menge	gr	kcal	Menge	gr	kcal
Kartoffeln	$3^1/_2$ St.	250	178	3 St.	200	142	$2^1/_2$ St.	150	106
Quark 20% Fett		250	275		200	220		150	165
Gemüse, roh		150	30		150	30		150	30
Öl	1 TL	5	50	1 TL	5	50	1 TL	5	50
Ergebnis			**533**			**442**			**351**

8. Hühnchenbrust, Reis, Gemüse, Salat

	PA			PB			PC		
	Menge	gr	kcal	Menge	gr	kcal	Menge	gr	kcal
Reis	8 EL	70	244	6 EL	50	174	4 EL	30	104
Hühnchen- brust	1 St.	100	100	1 St.	100	100	1 St.	100	100
Butter	3 TL	15	114	2 TL	10	76	1 TL	5	38
Gemüse		150	30		150	30		150	30
Salat	1 Sch.	50	–	1 Sch.	50	–	1 Sch.	50	–
Öl	1 TL	5	50	1 TL	5	50	1 TL	5	50
Ergebnis			**538**			**430**			**322**

Spätmahlzeiten (Gute-Nacht-Snack)

1. Joghurt mit Honig

	PA			PB			PC		
	Menge	gr	kcal	Menge	gr	kcal	Menge	gr	kcal
Joghurt		200	122		150	92		100	61
Honig	1 TL	10	33	1 TL	10	33	1 TL	10	33
Ergebnis			**155**			**125**			**94**

2. Doppelkekse

	PA			PB			PC		
	Menge	gr	kcal	Menge	gr	kcal	Menge	gr	kcal
Doppelkeks	2 St.		173	1$^1/_2$ St.		130	1 St.		86
Ergebnis			**173**			**130**			**86**

3. Milcheis

	PA			PB			PC		
	Menge	gr	kcal	Menge	gr	kcal	Menge	gr	kcal
Eis	3 Kugeln		225	2 Kugeln		150	1 Kugel		75
Ergebnis			**225**			**150**			**75**

4. Obst

	PA			PB			PC		
	Menge	gr	kcal	Menge	gr	kcal	Menge	gr	kcal
Obst	1 St.	200	150	1 St.	200	150	1 St.	200	150
Ergebnis			**150**			**150**			**150**

5. Kakao

	PA			PB			PC		
	Menge	gr	kcal	Menge	gr	kcal	Menge	gr	kcal
Milch 3,5% Fett	1 Glas	0,2 l	130	1 Glas	0,2 l	130	1 Glas	0,2 l	130
Kabapulver	2 TL	20	66	1 TL	10	33	1 TL	10	33
Ergebnis			**196**			**163**			**163**

6. Joghurt mit Obst und Honig

	PA			PB			PC		
	Menge	gr	kcal	Menge	gr	kcal	Menge	gr	kcal
Obst	$^1/_2$ St.	60	30	$^1/_2$ St.	60	30	$^1/_2$ St.	60	30
Joghurt 3,5% Fett		150	91		125	76		100	61
Honig	1 TL	10	33	1 TL	10	33	1 TL	10	33
Ergebnis			**154**			**139**			**124**

7. Cornflakes mit Milch

	PA			PB			PC		
	Menge	gr	kcal	Menge	gr	kcal	Menge	gr	kcal
Cornflakes	16 EL	34	115	14 EL	30	101	11 EL	24	79
Milch 3,5% Fett	$1^1/_2$ Glas	0,3 l	195	1 Glas	0,2 l	130	1 Glas	0,2 l	130
Ergebnis			**310**			**231**			**209**

8. Schinkenbrot

	PA			PB			PC		
	Menge	gr	kcal	Menge	gr	kcal	Menge	gr	kcal
Vollkorn-brot	$1^1/_2$ S	60	125	1 S	40	83	$^1/_2$ S	20	42
Butter	2 TL	10	76	1 TL	5	38	1 TL	5	38
Schinken	$1^1/_2$ S	22	45	1 S	15	30	1 S	15	30
Ergebnis			**246**			**151**			**110**

Beispiele für Mahlzeiten:

1. Frühstücksbeispiele

Brot, Butter, Belag (Käse, Wurst, Honig, Marmelade)

PA	2 Scheiben Brot (80 g), 15 g Butter 1 Scheibe Käse o. 1 Scheibe Wurst 2 TL Honig o. 2 TL Marmelade (1 Scheibe Käse/Wurst kann durch 1 Ei ersetzt werden, 5 g Butter können – unter Honig o. Marmelade – durch 1 TL Frischkäse ausgetauscht werden.
PB	$1^1/_2$ Scheiben Brot (60 g), 10 g Butter 1 Scheibe Käse o. 1 Scheibe Wurst 1 TL Honig o. 1 TL Marmelade
PC	1 Scheibe Brot (40 g), 5 g Butter 1 Scheibe Käse o. 1 Scheibe Wurst 1 TL Honig o. 1 TL Marmelade

Brötchen, Butter, Belag (Käse, Wurst, Honig, Marmelade)

PA	$1^1/_2$ Brötchen, 15 g Butter 1 Scheibe Käse o. 1 Scheibe Wurst 2 TL Honig o. 2 TL Marmelade (1 Scheibe Käse/Wurst kann durch 1 Ei ersetzt werden, 5 g Butter können – unter Honig o. Marmelade – durch 1 TL Frischkäse ausgetauscht werden.
PB	1 Brötchen, 10 g Butter 1 Scheibe Käse o. 1 Scheibe Wurst 1 TL Honig o. 1 TL Marmelade
PC	$^1/_2$ Brötchen, 5 g Butter 1 Scheibe Käse o. 1 Scheibe Wurst 1 TL Honig o. 1 TL Marmelade

Müsli

PA	6 EL Flocken (Hafer, Gerste, Roggen) 1 EL Nüsse o. Samen o. Kerne (Sonnenblumen, Kürbis, Cashew etc.) 3 EL Quark o. Joghurt $^1/_2$ St. Obst 1 TL Honig 1 EL Sahne
PB	4 EL Flocken 1 EL Nüsse o. Kerne 2 EL Quark o. Joghurt $^1/_2$ St. Obst 1 TL Honig
PC	3 EL Flocken 2 EL Quark o. Honig $^1/_2$ St. Obst 1 TL Honig

Butterbrezel

PA	2 Brezeln 15 g Butter
PB	$1^1/_2$ Brezeln 10 g Butter
PC	1 Brezel 5 g Butter

Cornflakes, Frosties etc.

PA	2 T. Cornflakes o. Ä. 2 T. Milch 1 TL Zucker 1 TL Sahne
PB	$1^1/_2$ T. Cornflakes o. Ä. 1 T. Milch 1 TL Zucker
PC	1 T. Cornflakes $^3/_4$ T. Milch 1 TL Zucker

Zu allen Frühstücksvarianten: Getränke nach Wahl!

2. Beispiele für Zwischenmahlzeiten (2. Frühstück oder 14-Uhr-Starter)

Butterbrezel

PA	1 Brezel 10 g Butter
PB	1 Brezel 5 g Butter
PC	1 Brezel oder $^1/_2$ Brezel + 5 g Butter

Joghurt mit Honig

PA	250 g Joghurt 1 EL Sahne 1 TL Honig
PB	250 g Joghurt 1 TL Honig
PC	200 g Joghurt 1 TL Honig

Nüsse und Saft

PA	1 Glas Saft* 3 EL Nüsse
PB	1 Glas Saft* 2 EL Nüsse
PC	1 Glas Saft* 1 EL Nüsse

* 1 Glas Saft kann durch 1 Stück Obst ausgetauscht werden.

Nüsse ohne Saft

PA	4 EL Nüsse
PB	3 EL Nüsse
PC	2 EL Nüsse

Kinderriegel, Müsliriegel etc.

PA	1 Riegel
PB	1 Riegel
PC	1 Riegel

Kakao

PA	1 Glas Milch 2 TL Kakaopulver
PB	1 Glas Milch 2 TL Kakaopulver
PC	1 Glas Milch 1 TL Kakaopulver

Obst

PA	1 Stück Obst
PB	1 Stück Obst
PC	1 Stück Obst

Saft

PA	1 Glas Saft
PB	1 Glas Saft
PC	1 Glas Saft

3. Mittagessenbeispiele

Brotmahlzeit

PA	1 Scheibe Brot + $1^1/_2$ Brötchen 3 TL Butter 3 Scheiben Belag (Schnittkäse, Aufschnittwurst) 2 Essiggurken 1 Schälchen Tomatensalat (ca. 150 g)

PB	1 Scheibe Brot +1 Brötchen 2 TL Butter 2 Scheiben Belag (Schnittkäse, Aufschnittwurst) 2 Essiggurken 1 Schälchen Tomatensalat (ca. 150 g)
PC	1 Scheibe Brot + $^1/_2$ Brötchen 1 TL Butter $1^1/_2$ Scheiben Belag (Schnittkäse, Aufschnittwurst) 2 Essiggurken 1 Schälchen Tomatensalat (ca. 150 g)

Gemüsesuppe, Salat

PA	1 Teller Gemüsesuppe (250 ml) $1^1/_2$ Brötchen 3 TL Butter 1 Schälchen Salat (30 g Blattsalat, 150 g Gemüsesalat)
PB	1 Teller Gemüsesuppe (250 ml) 1 Brötchen 2 TL Butter 1 Schälchen Salat (w.o.)
PC	1 Teller Gemüsesuppe (250 ml) $^1/_2$ Brötchen 1 TL Butter 1 Schälchen Salat (w.o.)

Spaghetti mit Tomatensauce und Salat

PA	100 g Spaghetti roh (= 300 g gekocht) 100 ml Tomatensauce (= 1 Schöpfkelle) 1 TL Parmesan 1 Schälchen Salat (30 g Blattsalat, 150 g Gemüsesalat)

PB	70 g Spaghetti roh (= 210 g gekocht)
	70 ml Tomatensoße (= $^3/_4$ Schöpfkelle)
	1 TL Parmesan
	1 Schälchen Salat (w.o.)
PC	50 g Spaghetti roh (= 150 g gekocht)
	50 ml Tomatensauce (= $^1/_2$ Schöpfkelle)
	1 TL Parmesan
	1 Schälchen Salat (w.o.)

Reis mit gemischtem Gemüse, Currysoße

PA	70 g Reis roh
	150 g Gemüse (z.B. Karotten, Erbsen, Blumenkohl, Paprika, auch TK-Gemüse ist gut geeignet)
	1 EL Pflanzenöl (zum Andünsten des Gemüses)
	100 ml Currysauce (= 1 Schöpfkelle)
	1 Schälchen Salat (30 g Blattsalat, 150 g Gemüsesalat)
PB	50 g Reis roh
	150 g Gemüse
	1 EL Pflanzenöl
	70 ml Currysauce (= $^3/_4$ Schöpfkelle)
	1 Schälchen Salat (w.o.
PC	30 g Reis roh
	150 g Gemüse (w.o.)
	1 EL Pflanzenöl
	50 ml Currysauce (= $^1/_2$ Schöpfkelle)
	1 Schälchen Salat (w.o.)

Kartoffeln mit Quark

PA	200 g Kartoffeln 150 g Quark 20% 50 g rohes Gemüse (Kohlrabi, Karotten, Gurke) 1 TL frische Kräuter (oder TK), Salz, Pfeffer 1 Schälchen Salat (30 g Blattsalat, 150 g Gemüsesalat)
PB	150 g Kartoffeln 210 g Quark, 20% 50 g rohes Gemüse 1 TL frische Kräuter (oder TK), Salz, Pfeffer 1 Schälchen Salat (w.o.)
PC	120 g Kartoffeln 100 g Quark, 20% 50 g rohes Gemüse 1 TL frische Kräuter (oder TK), Salz, Pfeffer 1 Schälchen Salat (w. o.)

Griechischer Salat

PA	$^1/_6$ Kopf Eissalat 1 Tomate $^1/_5$ Gurke 1 EL Oliven Zwiebelringe nach Geschmack 100 g Schafskäse Essig, Öl, Salz, Pfeffer, Kräuter $^1/_4$ Fladenbrot 15 g Butter

PB	$^1/_6$ Kopf Eissalat 1 Tomate $^1/_5$ Gurke 1 EL Oliven Zwiebelringe nach Geschmack 100 g Schafskäse Essig, Öl, Salz, Pfeffer, Kräuter $^1/_5$ Fladenbrot 10 g Butter
PC	$^1/_6$ Kopf Eissalat 1 Tomate $^1/_5$ Gurke 1 EL Oliven Zwiebelringe nach Geschmack 100 g Schafskäse Essig, Öl, Salz, Pfeffer, Kräuter $^1/_6$ Fladenbrot 5 g Butter

4. Beispiele für Kaffeemahlzeiten

Brot, Butter, Belag

PA	$1^1/_2$ Scheiben Brot, 10 g Butter 1 Scheibe Käse o. 1 Scheibe Wurst 1 TL Honig o. 1 TL Marmelade
PB	1 Scheibe Brot, 5 g Butter 1 Scheibe Käse o. 1 Scheibe Wurst, oder: 1 TL Honig o. 1 TL Marmelade
PC	1 Scheibe Brot, 5 g Butter 1 Scheibe Käse o. 1 Scheibe Wurst, oder: 1 TL Honig o. 1 TL Marmelade

Brot kann durch Brötchen ersetzt werden:

PA	1 Brötchen
PB	$^1/_2$ Brötchen
PC	$^1/_2$ Brötchen

Kuchen (Marmorkuchen, Nusskuchen, Apfelkuchen, Käsekuchen etc., es kann Schlagsahne dazugegeben werden.)

PA	50 g Kuchen (dickeres Stück) (+ 3 TL Schlagsahne)
PB	40 g Kuchen (normales Stück) (+ 2 TL Schlagsahne)
PC	30 g Kuchen (dünnes Stück) (+ 1 TL Schlagsahne)

Müsli

PA	2 EL Flocken (Hafer, Gerste, Roggen) 1 EL Nüsse o. Samen o. Kerne (Sonnenblumen, Kürbis, Cashew etc.) 2 EL Quark o. Joghurt $^1/_2$ St. Obst 1 TL Honig 1 EL Sahne
PB	2 EL Flocken 1 EL Nüsse o. Kerne 2 EL Quark o. Joghurt $^1/_2$ St. Obst 1 TL Honig
PC	1 EL Flocken 2 EL Quark o. Honig $^1/_2$ St. Obst 1 TL Honig

Butterbrezel

PA	$1^1/_2$ Brezeln 10 g Butter
PB	1 Brezel 5 g Butter
PC	1 Brezel oder $^1/_2$ Brezel + 5 g Butter

Gebäckstücke (Apfeltasche, Nusshörnchen, Copenhagener, Schnecke etc.)

PA	1 Stück
PB	1 Stück
PC	$^1/_2$ Stück

Lebkuchen

PA	2 Stück
PB	1 Stück
PC	1 Stück

Schokolade

PA	2 Reihen einer Tafel
PB	$1^1/_2$ Reihen einer Tafel
PC	1 Reihe einer Tafel

Kekse, Plätzchen

PA	7 Stück
PB	5 Stück
PC	4 Stück

Eis

PA	4 Kugeln + 1 Waffel
PB	3 Kugeln + 1 Waffel
PC	2 Kugeln + 1 Waffel

Croissants

PA	$1^1/_2$ Stück + 1 TL Marmelade
PB	1 Stück + 1 TL Marmelade
PC	1 Stück, oder $^1/_2$ Stück + 1 TL Marmelade

5. Abendessenbeispiele

Brote mit Belag, Salat, Apfelschorle

PA	$2^1/_2$ Scheiben Vollkornbrot 3 TL Butter $2^1/_2$ Scheiben Schinken oder Käse 1 Schälchen Salat mit 1 TL Öl 1 Glas Apfelsaftschorle
PB	2 Scheiben Vollkornbrot 2 TL Butter 2 Scheiben Schinken oder Käse 1 Schälchen Salat mit 1 TL Öl 1 Glas Apfelsaftschorle

PC	1$^1/_2$ Scheiben Vollkornbrot
	1 TL Butter
	1 Scheibe Schinken oder Käse
	1 Schälchen Salat mit 1 TL Öl
	1 Glas Apfelsaftschorle

Butterbrot, Hüttenkäse, Banane

PA	2 Scheiben Vollkornbrot
	3 TL Butter
	1 Banane
	1 Becher Hüttenkäse
PB	1$^1/_2$ Scheiben Vollkornbrot
	2 TL Butter
	1 Banane
	1 Becher Hüttenkäse
PC	1 Scheibe Vollkornbrot
	1 TL Butter
	1 Banane
	1 Becher Hüttenkäse

Butterbrezel und Salat

PA	2 Brezeln
	3 TL Butter
	1 Schälchen Salat mit 1 TL Öl
PB	1$^1/_2$ Brezeln
	2 TL Butter
	1 Schälchen Salat mit 1 TL Öl
PC	1 Brezel
	1 TL Butter
	1 Schälchen Salat mit 1 TL Öl

Müsli

PA	6 EL Flocken 2 EL Nüsse $1^1/_2$ TL Honig $^1/_2$ Stück Obst 300 g Joghurt
PB	4 EL Flocken 1 EL Nüsse 1 TL Honig $^1/_2$ Stück Obst 250 g Joghurt
PC	2 EL Flocken 1 EL Nüsse $^1/_2$ TL Honig $^1/_2$ Stück Obst 150 g Joghurt

Kartoffeln, Gemüsequark

PA	250 g Kartoffeln 250 g Quark 20% 150 g rohes Gemüse 1 TL Öl
PB	200 g Kartoffeln 200 g Quark, 20% 150 g rohes Gemüse 1 TL Öl
PC	150 g Kartoffeln 150 g Quark, 20% 150 g rohes Gemüse 1 TL Öl

Hühnchenbrust, Reis, Gemüse, Salat

PA	8 EL Reis, roh 100 g Hühnchenbrust 3 TL Butter 150 g rohes Gemüse 1 Schälchen Salat mit 1 TL Öl
PB	6 EL Reis, roh 100 g Hühnchenbrust 2 TL Butter 150 g rohes Gemüse 1 Schälchen Salat mit 1 TL Öl
PC	4 EL Reis, roh 100 g Hühnchenbrust 1 TL Butter 150 g rohes Gemüse 1 Schälchen Salat mit 1 TL Öl

Suppe, Salat

PA	1 Teller Suppe $1^1/_2$ Brötchen 15 g Butter 1 Schälchen Salat mit 1TL Öl
PB	1 Teller Suppe 1 Brötchen 10 g Butter 1 Schälchen Salat mit 1 TL Öl
PC	1 Teller Suppe $^1/_2$ Brötchen 5 g Butter 1 Schälchen Salat mit 1 TL Öl

Tomaten mit Mozzarella

PA	4 Scheiben Mozzarella 4 Scheiben Tomaten 2 Scheiben Brot 15 g Butter 1 Schälchen Salat mit 1 TL Öl
PB	4 Scheiben Mozzarella 4 Scheiben Tomate $1^1/_2$ Scheiben Brot 10 g Butter 1 Schälchen Salat mit 1 TL Öl
PC	3 Scheiben Mozzarella 3 Scheiben Tomate 1 Scheibe Brot 5 g Butter 1 Schälchen Salat mit 1 TL Öl

Griechischer Salat

PA	$^1/_6$ Kopf Eissalat 1 Tomate $^1/_5$ Gurke 1 EL Oliven Zwiebelringe nach Geschmack 100 g Schafskäse Essig, Öl, Salz, Pfeffer, Kräuter $^1/_4$ Fladenbrot 15 g Butter

PB	$^1/_6$ Kopf Eissalat 1 Tomate $^1/_5$ Gurke 1 EL Oliven Zwiebelringe nach Geschmack 100 g Schafskäse Essig, Öl, Salz, Pfeffer, Kräuter $^1/_5$ Fladenbrot 10 g Butter
PC	$^1/_6$ Kopf Eissalat 1 Tomate $^1/_5$ Gurke 1 EL Oliven Zwiebelringe nach Geschmack 100 g Schafskäse Essig, Öl, Salz, Pfeffer, Kräuter $^1/_6$ Fladenbrot 5 g Butter

Salat mit Putenbrust

PA	100 g Blattsalat 100 g Putenbrust Essig, Öl, Salz, Pfeffer, Kräuter $1^1/_2$ Scheiben Brot 10 g Butter
PB	100 g Blattsalat 100 g Putenbrust Essig, Öl, Salz, Pfeffer, Kräuter 2 Scheiben Brot 15 g Butter

PC	100 g Blattsalat
	100 g Putenbrust
	Essig, Öl, Salz, Pfeffer, Kräuter
	1 Scheibe Brot
	5 g Butter

6. Beispiele für Schnell- und Fertiggerichte

Wiener Würstchen, Brötchen

PA	1 Paar Würstchen
	$1^1/_2$ Brötchen oder 200 g Kartoffelsalat
	1 EL Senf oder Ketchup
PB	1 Paar Würstchen
	1 Brötchen oder 150 g Kartoffelsalat
	1 EL Senf oder Ketchup
PC	1 Würstchen
	1 Brötchen oder 120 g Kartoffelsalat
	1 EL Senf oder Ketchup

Überbackenes Baguette und Salat

PA	$1^1/_3$ überbackenes Bistro-Baguette (TK)
	1 Schälchen Salat mit 1 TL Öl
PB	1 überbackenes Bistro-Baguette (TK)
	1 Schälchen Salat mit 1 TL Öl
PC	$^2/_3$ überbackenes Bistro-Baguette (TK)
	1 Schälchen Salat mit 1 TL Öl

Pizza

PA	$^3/_4$ mittelgroße Pizza
PB	$^1/_2$ mittelgroße Pizza
PC	$^1/_3$ mittelgroße Pizza

Frühlingsrollen, Salat

PA	2 Frühlingsrollen 1 Schälchen Salat mit 1 TL Öl
PB	$1^1/_2$ Frühlingsrollen 1 Schälchen Salat mit 1 TL Öl
PC	1 Frühlingsrolle 1 Schälchen Salat mit 1 TL Öl

Ravioli

PA	$^1/_2$ Dose
PB	$^1/_3$ Dose
PC	$^1/_4$ Dose 1 Schälchen Salat mit 1 TL Öl

Fastfood: Döner-Kebap

PA	1 Döner-Kebap
PB	1 Döner-Kebap
PC	$^3/_4$ Döner-Kebap

Fastfood: Hamburger etc.

PA	1 Hamburger od. Cheeseburger 1 kleine Portion Pommes frites 1 Cola oder Limonade
PB	1 Hamburger Royal od. Big Mäc o. Ä. 1 Cola oder Limonade
PC	1 Hamburger od. Cheeseburger 1 kleine Cola oder Limonade

Desserts:

Obst

für Portionen A, B und C gleich

120–150 g Obst entspricht etwa 1 Stück Apfel, Birne, Apfelsine, größere Kiwi, 3 bis 4 Pflaumen, 2 bis 3 Aprikosen – sonstiges Obst abwiegen (Erdbeeren, Trauben etc.)

Fertigdesserts

für Portionen A, B und C gleich

Fruchtjoghurt (1 Becher = 150 g), Obstgarten (1 Becher = 125 g), Dany Sahne (1 Becher = 150 g)

Pudding (Zubereitung nach Anleitung auf der Packung)

PA	200 g Puddingpulver
PB	150 g Puddingpulver
PC	100 g Puddingpulver

Milchshake

PA	150 ml Milch (3,5%) 50–100 g Obst (Banane, Beeren) evtl. 1 TL Honig
PB	150 ml Milch (3,5%) 50–100 g Obst (Banane, Beeren) evtl. 1 TL Honig
PC	100 ml Milch (3,5%) 50–100 g Obst (Banane, Beeren) evtl. 1 TL Honig

Bananenquark

PA	200 g Quark (mind. 20%) $^1/_4$ Banane 1 TL Honig

PB	150 g Quark (mind. 20%) $^1/_4$ Banane 1 TL Honig
PC	100 g Quark (mind. 20%) $^1/_4$ Banane 1 TL Honig

7. Beispiele für Spätmahlzeiten (Gute-Nacht-Snacks)

Joghurt mit Honig

PA	200 g Joghurt 1 TL Honig
PB	150 g Joghurt 1 TL Honig
PC	100 g Joghurt 1 TL Honig

Doppelkekse

PA	2 Doppelkekse
PB	$1^1/_2$ Doppelkekse
PC	1 Doppelkeks

Milcheis

PA	3 Kugeln
PB	2 Kugeln
PC	1 Kugel

Obst

PA	1 Stück, groß
PB	1 Stück, groß
PC	1 Stück, groß

Kakao

PA	1 Glas Milch 2 TL Kakao
PB	1 Glas Milch 1 TL Kakao
PC	1 Glas Milch 1 TL Kakao

Joghurt mit Obst und Honig

PA	$^1/_2$ Stück Obst od. 1 EL Himbeeren (frisch oder TK) 150 g Joghurt 1 TL Honig
PB	$^1/_2$ Stück Obst od. 1 EL Himbeeren (frisch oder TK) 125 g Joghurt 1 TL Honig
PC	$^1/_2$ Stück Obst od. 1 EL Himbeeren (frisch oder TK) 100 g Joghurt 1 TL Honig

Cornflakes mit Milch

PA	16 EL Cornflakes $1^1/_2$ Glas Milch
PB	14 EL Cornflakes 1 Glas Milch
PC	11 EL Cornflakes 1 Glas Milch

Schinkenbrot

PA	$1^1/_2$ Scheiben Vollkornbrot 1 TL Butter $1^1/_2$ Scheiben Schinken
PB	1 Scheibe Vollkornbrot 1 TL Butter 1 Scheibe Schinken
PC	$^1/_2$ Scheibe Vollkornbrot 1 TL Butter 1 Scheibe Schinken

Joghurt etc.

PA	1 Becher (Fruchtjoghurt oder Dany+Sahne oder Obstgarten oder Müller Milchreis oder Knusperjoghurt)
PB	1 Becher (w.o.)
PC	1 Becher (w.o.)

Nüsse etc.

PA	4 EL (Nüsse oder Studentenfutter oder Trockenobst)
PB	3 EL (w.o.)
PC	2 EL (w.o.)

Gummibärchen etc.

PA	2 Hände voll (Gummibärchen oder Smarties oder Chips)
PB	1 Hand voll (w.o.)
PC	1 Hand voll (w.o.)

Popcorn

PA	1 große Tüte
PB	1 mittlere Tüte
PC	1 kleine Tüte

Rezepte

1. Zubereitung der Grundnahrungsmittel

Reis Reis in Öl kurz anbraten, mit der doppelten Menge Wasser aufgießen, einmal kurz aufkochen, abgedeckt bei niedriger Hitze fertig quellen lassen, bis alle Flüssigkeit aufgenommen ist.
Reis kann auch in kochendem Wasser gegart werden. Dazu den Reis in die dreifache Menge kochendes Salzwasser geben, ca. 20 Minuten kochen lassen.

Nudeln In reichlich kochendem Salzwasser ca. 8 bis 10 Minuten bissfest kochen.

Kartoffeln Pellkartoffeln: Kartoffeln mit Schale waschen, in genügend kaltes Wasser geben, zum Kochen bringen und ca. 40 Minuten weiterkochen lassen.
Salzkartoffeln: Kartoffeln schälen und vierteln. In kochendes Salzwasser geben und ca. 20 Minuten garen.

Gemüse	Gemüse putzen, eventuell schälen, je nach Sorte zerkleinern. Gemüsestücke in Öl andünsten und mit wenig Flüssigkeit angießen. Zugedeckt je nach Sorte bissfest garen.
	Einige Gemüsesorten (z.B. Blumenkohl, Broccoli) in kochendem Salzwasser garen.
Fleisch	Fleisch eventuell waschen, trocken tupfen, mit Pfeffer und weiteren Gewürzen nach Geschmack bestreuen. In Öl von beiden Seiten anbraten. Weiterbraten, bis das Stück fertig gebraten ist. Anschließend salzen.
Fisch	Fischfilet waschen, trocken tupfen, mit Zitronensaft säuern. Mit Salz, Pfeffer und Gewürzen nach Geschmack bestreuen. In Öl von beiden Seiten ca. 3 Minuten anbraten.
	Fischfilet kann auch in einem Sud aus Wasser, Essig, Wurzelgemüse, Lorbeer und Wachholder zubereitet werden. Dazu den Sud vorkochen und den Fisch darin für 10 Minuten ziehen lassen.

2. Rezepte zu den Essensplänen

Alle Rezepte sind, soweit nicht anders erwähnt, für 4 Personen berechnet.

Salatsauce	4 EL Essig
	2 EL Öl
	2 EL Wasser
	1 Prise Salz
	1 Prise Pfeffer
	1 Prise Zucker
	frische Kräuter
	Alle Zutaten gut vermischen.

Grundsauce

40 gr Butter
40 gr Mehl
400 ml Flüssigkeit (halb Milch, halb Wasser)
Pfeffer
Salz
Brühpulver

Butter schmelzen. Mehl esslöffelweise mit einem Schneebesen einrühren, bis ein heller Schaum entsteht. Flüssigkeit zugießen und weiterrühren, bis eine glatte Sauce entsteht.
Gewürze dazugeben und mit Curry, Meerrettich, Senf oder Kräutern abschmecken, je nachdem, welche Sauce hergestellt werden soll.

Tomatensauce

1 große Zwiebel
1 EL Öl
8–10 Tomaten (oder 1 Dose à 400 gr)
Salz
Pfeffer
Zucker
Basilikum
Oregano
Rosmarin

Zwiebel und Tomaten würfeln, in Öl andünsten und Tomatenstücke zugeben. Ca. 10 Minuten köcheln lassen, mit einem Pürierstab pürieren und mit den angegebenen Gewürzen abschmecken. Evtl. noch etwas Flüssigkeit (Brühe und Sahne) zugeben.

Gemüsesuppe	500 gr Gemüse nach Wahl
	$^1/_2$ l Wasser
	2 EL Gemüsebrühe
	Salz
	Pfeffer
	frische Kräuter
	Sahne

Gemüse putzen und zerkleinern, im Wasser weich kochen und mit einem Pürierstab pürieren. Die Gewürze zugeben und mit etwas Sahne abschmecken.

Gemüsequark	500 gr Quark, 20% Fett
(zu Kartoffeln)	Milch
	Salz
	Pfeffer
	Schnittlauch
	200 gr Gemüse (Paprika, Gurke, Karotte)

Quark mit Milch und Gewürzen cremig rühren, Gemüsewürfel unterheben.

Pudding	353 gr Puddingpulver
	35 gr Zucker
	$^1/_2$ l Milch

Puddingpulver und Zucker mischen, etwas Milch vom halben Liter abnehmen und zusammen glatt rühren. Restliche Milch erhitzen und das angerührte Pulver unter ständigem Rühren in die kochende Milch geben und kurz aufkochen lassen. Warmen Pudding in Schälchen füllen.

Obstsalat	600 gr geputztes Obst
	2 TL Honig
	1 EL Orangensaft

Obst klein schneiden und mit den anderen Zutaten vermengen.

Obstquark	400 gr Quark oder Joghurt
	200 gr Obst (Äpfel, Bananen, Erdbeeren …)
	2 TL Honig
	Milch

Obst klein schneiden, Quark mit etwas Milch glatt rühren, mit Honig süßen. Obst unterheben.
Frische Kiwis oder Ananas machen den Quark bitter und sind hierfür ungeeignet!

Griesbrei	600 ml Milch
	60 gr Gries
	1 EL Zucker
	10 gr Butter

Milch und Butter erhitzen. Zucker und Gries einrühren und unter Rühren weiterkochen, bis ein Brei entsteht.

Reisbrei	600 ml Milch
	80 gr Milchreis
	1 EL Zucker
	10 gr Butter

Milch, Butter, Zucker und Reis in einen Topf geben. Unter Rühren aufkochen lassen. zugedeckt auf Stufe 1 (Elektroherd) fertig garen lassen.

Marmorkuchen 100 gr Butter

200 gr Zucker

2 Eier

Zitronenschale

200 gr Mehl

100 gr Stärkemehl

$^1/_4$ Päckchen Backpulver

$^1/_8$ l Milch

40 gr Kakao

40 gr Zucker

Butter, Zucker und Eier schaumig rühren. Mehl, Stärkemehl und Backpulver mischen. Mehl, Zitronenaroma und Milch in die schaumige Butter-Eier-Masse einrühren. Die Hälfte des Teiges in eine gefettete Kastenform geben, den Rest des Teiges mit Kakao und Zucker einfärben und evtl. noch einmal etwas Milch unterrühren. Der Teig muss schwer reißend vom Löffel fallen. Den dunklen Teig ebenfalls in die Kastenform geben und mit einer Gabel mit dem weißen Teig vermischen.
Bei Mittelhitze (180°C) ca. 60 Minuten backen.

Nusskuchen 200 gr Butter

200 gr Zucker

1 Päckchen Vanillezucker

5 Eier

200 gr geriebene Haselnüsse

150 gr Mehl

$^1/_2$ Päckchen Backpulver

Butter, Zucker und Eier schaumig rühren, Mehl und Backpulver mischen. Die gemahlenen Nüsse und das Mehl in die schaumige Butter-Eier-Masse rühren und in eine gefettete Kastenform geben.
Bei Mittelhitze (180°C) ca. 60 Minuten backen.

7. Essprogramm am TCE aus der Sicht von Patientinnen

Für uns ist es sehr wichtig zu erfahren, wie unsere Patientinnen die einzelnen Therapiebausteine am TCE beurteilen. Wir bitten sie darum am Ende der Therapie, möglichst kritisch schriftlich dazu Stellung zu nehmen, natürlich auch zum Essprogramm. Auf diese Art und Weise erhalten wir immer wieder wertvolle Hinweise und können unser Programm entsprechend modifizieren.

In kritischen, rückfallgefährdenden Situationen ermuntern wir unsere Patientinnen, ein ABC-Schema zu schreiben, während der Therapie und auch in der Zeit danach. Das ABC-Schema ist eine gute Methode, konstruktiv und nicht destruktiv zu reagieren.

A	Ich möchte etwas unternehmen, rufe bei vielen Leuten an, aber niemand ist zu Hause.	
B	**negativ:** Keiner verabredet sich mit mir. Jetzt haben sich alle aus dem Staub gemacht, ohne mich. Mich mag keiner richtig.	**positiv:** Ich habe mich nicht früh genug darum gekümmert. Nächstes Mal mache ich das anders. Ich kann auch alleine etwas unternehmen: spazieren gehen, malen, lesen, ins Kino oder ins Museum gehen.
C	**negativ:** Ich langweile mich und weiß nichts mit mir anzufangen. Fressanfall.	**positiv:** Ich gehe ins Kino.

A	Habe nicht abgenommen.	
B	**negativ:** Ich nehme eh nicht ab. Ich kriege nichts hin. Ich bin hässlich und fett. Ich sehe aus wie ein Fass.	**positiv:** Ich habe schon abgenommen. Ich habe schon viel für mich geschafft. Ich sehe gut aus in den neuen Sachen. Ich bekomme Komplimente wegen meiner Kleidung.
C	**negativ:** Ich nehme Abführmittel.	**positiv:** Ich esse nach Plan. Ich versorge mich nach Plan.

A	Schlechtes Körpergefühl.	
B	**negativ:** Ich fühle mich unförmig. Ich bin zu dick. Ich habe eine Wampe. Ich habe einen dicken Hintern bekommen. Meine Rippenknochen sind verschwunden. Meine Beckenknochen spüre ich kaum noch. Mein Handgelenk wird immer dicker – die Uhr passt auch nicht mehr richtig. Meine BHs werden alle zu klein. Meine Hosen werden enger und spannen. Ich habe ein dickes, aufgeblasenes Gesicht. Meine Proportionen stimmen absolut nicht.	**positiv:** Ich bin noch lange nicht dick – ich habe meine 90% noch nicht erreicht und bin damit weit davon entfernt, dick zu sein. Ich habe keine Bauchmulde mehr, sondern ein normales Bäuchlein, wie es jede Frau hat. Ich habe inzwischen einen normal werdenden Po. Dass die Knochen nicht mehr rausstehen, ist ganz normal. Ich habe bisher kein normales Handgelenk gehabt, es sieht ja immer noch aus wie das eines Kindes. Ich habe eine größere Brust bekommen und brauche deshalb neue BHs in normalen Größen. Außerdem liegt es in der Familie, eine größere Oberweite zu bekommen. Meine alten Hosen waren Kindergrößen. Ich habe ein schönes Gesicht ohne Kanten bekommen.
C	**negativ:** Essen einsparen. Bewegungsdrang. Selbsthass. Minderwertigkeitsgefühl. Rückzug, Isolation. Anprobieren der alten Kleidungsstücke, die zu eng sind.	**positiv:** Entspannen durch ein Bad und anschließend vor dem Spiegel einölen mit Wildrosenöl. Anprobieren der schönen neuen Kleidungsstücke, die weit sind. Etwas unternehmen, in der Gruppe aussprechen, alle zu klein gewordenen Kleidungsstücke abgeben.

A	»Du siehst aber gut aus!« (Aussage von Menschen, die mich länger nicht gesehen haben.)

B	**negativ:** Ich bin fett geworden. Ich habe mich gehen lassen. Ich habe die Kontrolle verloren. Ich kann nicht mehr so konsequent hungern wie früher, ich kann nichts mehr leisten. Ich sehe zu normal aus. Ich darf nicht gesund aussehen. Ich habe es mir zu gut gehen lassen. Jetzt hat mein Gegenüber eine Angriffsfläche.	**positiv:** Ich sehe nicht mehr krank und abstoßend aus. Ich strahle Lebendigkeit und Interesse am Leben aus. Das ist ein Kompliment, das ich annehmen darf. Mein Gegenüber freut sich vielleicht, dass ich wieder gesund aussehe und vor allem Farbe und ein Strahlen im Gesicht habe. Ich kann gar nicht dick und fett aussehen, ich liege noch unter den 90%.
C	**negativ:** Ich spare beim Essen ein. Ich gebe meinem Bewegungsdrang nach. Ich bekomme irgendein Leiden. Ich meide die Person.	**positiv:** Ich freue mich über das Kompliment. Ich bedanke mich für das Kompliment. Ich mache eine Verabredung mit der Person aus.

A	Anprobieren eines kurzen Rockes.

B	**negativ:** Ich habe zu dicke Beine. Ich sehe fett darin aus. Ich habe Fußballerwaden. Ich fühle mich nackt. Ich sehe aus wie eine Draufgängerin, die es darauf anlegt. Das steht mir nicht, darf mir nicht stehen. Es liegt in der Familie, dass uns kurze Röcke nicht stehen, ich brauche erst gar keinen anzuprobieren.	**positiv:** Ich probiere ihn an, vielleicht steht er mir besser, als ich denke. Ich kann gar nicht fett darin aussehen, sondern nur normal. Ich habe nicht mehr so stark ausgeprägte Waden wie früher. Ein kurzer Rock muss nicht so aufreizend aussehen, es kommt darauf an, wie man sich damit gibt.

C	**negativ:** Ich spare beim Essen ein, um mich nicht zu dick zu fühlen.	**positiv:** Ich probiere den kurzen Rock an und frage mehrere aus der Gruppe nach ihrer Meinung, ob er mir steht oder nicht.

A	»Du hast aber ein ganz schön rundes Gesicht bekommen.« (Originalzitat Papa), oder: »Am Hintern sieht man schon, dass du zugenommen hast!« (Originalzitat Mama)

B	**negativ:** Alle finden mich fett. Ich bin fett. Jetzt müssen sie sich wieder nicht um mich kümmern. Jetzt bin ich nicht mehr schwach, hilfsbedürftig usw.	**positiv:** Wenn sie keine anderen Probleme haben … Dafür bin ich jetzt gesund, erwachsener, selbstständiger. Mich interessieren eure Bemerkungen nicht.
C	**negativ:** Hungern, Erbrechen. In alte Verhaltensweisen zurückfallen.	**positiv:** Mich von diesen Aussagen distanzieren. Nicht in alte (kranke) Verhaltensweisen zurückfallen. Stolz auf das sein, was ich in der Therapie schon alles gelernt habe.

A	»Du hast sicher auch schon längst deine 100% erreicht!« (Originalzitat einer Mitpatientin)

B	**negativ:** Ich bin total fett! Sie hat was gegen mich.	**positiv:** Ich sehe gesund aus. Es sollte ein Kompliment sein. Sie wollte mich damit nicht verletzen.
C	**negativ:** Einsparen/Mahlzeiten weglassen. Hungern. Eine gewisse Ablehnung der Person gegenüber entwickeln. Rückzug/Grübeln. Selbsthass/Selbstverletzung.	**positiv:** Es sofort ansprechen und der Person rückmelden, dass mich diese Aussage verletzt hat.

A	Der Speiseplan für die große Kochgruppe wird besprochen. Es gibt viele süße und fetthaltige Speisen.

	negativ:	positiv:
B	Das Essen wird mir alles viel zu viel. Ich nehme dann noch mehr zu als sonst. Ich komme aus dem Essen gar nicht mehr heraus. Ich habe das Gefühl, alles auf einmal essen zu müssen.	Jetzt gibt es endlich mal was anderes zu essen. Wenn ich zu schnell zunehme, kann ich zu einer Diätassistentin gehen. Jetzt warte ich erst einmal ab, wie es mir dann mit dem Essen geht, und mache mich nicht vorher schon verrückt, das bringt nichts. Die Portionen sind genauso groß wie sonst auch. Es gibt ja nicht nur süß, es wird auch abgewechselt.
	negativ:	**positiv:**
C	Ich finde mich zu dick und habe noch mehr Angst vor dem Zunehmen. Ich bekomme immer mehr Angst vor der großen Kochgruppe. Das Essen fällt mir wieder schwerer.	Ich freue mich darauf, neue Speisen kennen zu lernen, und versuche mir nicht ständig Gedanken zu machen, wie viel ich davon essen muss.

Essen im TCE: Gedanken von Patientinnen

»Als Erstes möchte ich mir meine eigenen Portionen noch einmal genau aufschreiben:
Frühstück: Portion B
Zwischenmahlzeit: Portion B
Mittagessen: Portion C
Zwischenmahlzeit: Portion B
Kaffee: Portion B
Abendessen: Portion B

Spätmahlzeit: Portion B
Ich finde die Struktur wahnsinnig hilfreich und sehr gut abgestimmt, denn ich fühle mich weder übersatt noch habe ich das Gefühl, zu wenig zu bekommen. Die drei Zwischenmahlzeiten finde ich total angenehm, denn so entsteht kein zu großer Abstand zu den drei Hauptmahlzeiten und das beugt Heißhungerattacken vor.«

❖

»Ich habe gelernt, 7 Mahlzeiten, d.h. 3 Haupt- und 4 Zwischenmahlzeiten, zu mir zu nehmen – ich habe verlernt, irgendwann irgendetwas in großen Mengen zu essen. Morgens esse ich z.B. Cornflakes, Müsli, Brötchen, Brot oder Brezeln, zur Zwischenmahlzeit Obst, Schokolade, Kekse, Milch oder Saft. Mein Mittagessen besteht immer aus Hauptgericht, Salat und Nachtisch, z.B. eine Portion Nudeln mit Salat und Nachtisch. Zur zweiten Zwischenmahlzeit esse ich Nüsse, Obst, Saft, Buttermilch oder Eis, zum Kaffee Kuchen, Brezeln, Brot, Brötchen, Eis oder Müsli. Das Abendessen besteht aus Hauptspeise und Salat, z.B. eine Portion Reis mit Gemüse oder Suppe und Brot und Salat. Zur Spätmahlzeit gibt es dann entweder Obst, Joghurt oder Gummibärchen. Ich esse keine Light- oder Magerprodukte mehr – jede Mahlzeit hat ihre Menge, an die ich mich halten möchte.«

❖

»Seitdem ich geregelte Mahlzeiten einnehme, fühle ich mich in meinem Körper sehr viel wohler. Ich bin inzwischen schon ganz schön oft echt lebenslustig, und in solchen Momenten schaffe ich es gut, an Süßigkeitenautomaten total gelassen vorbeizugehen. Dabei fühle ich mich so richtig überlegen! Natürlich gibt es auch Momente, in denen ich mich gehen lassen will. Ich denke dann an Therapieabbruch und wo ich in der Pause Schokolade herkriege und werde sehr aggressiv den anderen gegenüber. Manchmal denke ich mir bei meinem Giergefühl aber auch: Das Fressen war einmal – nie wieder! Außerdem erkenne ich häufig sehr schnell die eigentlichen Probleme, die sich auf meine Gier nach Essen übertragen. Sport fällt mir noch sehr schwer, weil ich mich dabei wahnsinnig träge, behäbig, trampelig, schnaufend, wabbelig, unsportlich und lächerlich fühle, was bei mir sehr starken Selbsthass auslöst. Auch das gute Gefühl hinterher macht nicht viel davon wett. Der irreale Gedanke einer möglichst schlanken Figur, und das möglichst schnell, löst sich immer mehr auf, und ich neige nicht mehr so stark dazu, von einem Extrem ins nächste zu fallen. Meine Ziele heißen: Ich möchte mich gedanklich immer mehr vom Thema Essen entfernen. Ich möchte bei Fressdruck mein eigentliches Problem erkennen und versuchen, meine Situation zu verbessern. Ich möchte negative und irreale Gedanken aufdecken und durch positive ersetzen. Ich möchte mir in schwierigen Situationen vor Augen halten, was ich auf Essensebene schon alles geschafft habe. Ich habe durch gesundes und bewusstes Essverhalten inzwischen langsam 10 Pfund abgenommen und damit meinem Körper viel Gutes getan.«

»Manchmal macht es mir Probleme, die gegessenen Lebensmittel zu spüren und zu ertragen, und ich beginne zu grübeln, zu verrechnen und mich schuldig und eklig zu fühlen. Ich überlege dann, wo ich etwas einsparen oder weglassen könnte, was ich aber nicht mache. Sicherlich hängen meine Essprobleme mit meinem schlechten Körpergefühl und der stetigen Gewichtszunahme zusammen. Ich finde es einfach schrecklich, so viel zu wiegen und wieder so plump und rund zu sein, aber da muss ich wohl durch, und vor allem endlich glauben, was mir die anderen sagen, dass ich immer hübscher werde, nachdem ich nicht mehr so aussehe wie ein Gerippe.«

»Die Essensstruktur ist eine große Hilfe für mich. Ich esse aber auch manchmal andere Dinge, die nicht auf dem Plan stehen. »Verbotene« Lebensmittel gibt es im Wesentlichen nicht mehr. Spätmahlzeiten variiere ich nach Lust und Appetit, jedoch abwechslungsreich. Ich habe wieder Gefallen an warmen Mahlzeiten, auch am Abend. Manchmal gehe ich essen und da merke ich, dass ich lieber mal was anderes esse als immer nur Salat und Suppe. Mit meinem Gewicht fühle ich mich nicht ganz so glücklich. Die 63,1 kg machen mich doch etwas traurig. Gern würde ich 60 bis 61 kg wiegen, aber ich bin der Überzeugung, dass ich von den Essensmengen her meinen Set-Point erreicht habe. Insgesamt ist mein Körpergefühl recht gut, und ich kann mein Gewicht akzeptieren. Geht es mir aber schlecht, dann wirkt sich mein Gewicht wieder negativ auf mein Selbstwertgefühl aus. In diesen Situationen taste ich wieder Bauch, Po, Beine und Hüfte ab und begutachte mich kritisch und abwertend. Aber auch das werde ich noch in den Griff bekommen.«

»Seitdem ich im TCE bin, fällt mir das Essen wesentlich leichter. Ich halte mich an die vorgegebene Essensstruktur, und das ist gut so. Vor allem in Stress-Situationen oder wenn ich traurig bin, ist mir die Essensstruktur ein großer Halt, weil ich in solchen Situationen am liebsten wieder gar nichts essen oder Mahlzeiten ausfallen lassen würde.

Am Anfang der Therapie hatte ich oft noch das Bedürfnis, weiterzuessen und dann wieder zu erbrechen. Jetzt, wo sich mein Essverhalten verbessert hat, merke ich, wie viele Gefühle und Probleme zum Vorschein kommen. Meine Gedanken kreisen nicht mehr so stark um das Essen, manchmal vergesse ich sogar, was ich als Zwischenmahlzeit gegessen habe. Ich muss mir keine Sorgen machen, wann, was oder wie viel ich essen darf. Die Gruppe gibt mir Sicherheit, und ich freue mich sogar darüber, wieder Kuchen, Eis und Nudeln essen zu dürfen, ohne dabei ein schlechtes Gewissen zu haben. Das hätte ich mir niemals vorstellen können! Mittlerweile klappt es auch besser mit dem Einkaufen. Ich stehe nicht mehr stundenlang vor den Regalen und überlege, was ich nehmen soll. Wenn ich durch die Stadt gehe, machen mich Bäckereien nicht mehr so nervös und unruhig. Ich merke auch, dass ich mich beim Essen wieder konzentrierter unterhalten kann, weil das Essen nicht mehr so wichtig ist. Alleine essen mag ich noch nicht so gerne, deshalb suche ich meistens die Gesellschaft der anderen. Mein Symptom Kotzen habe ich ganz aufgegeben. Die Kontrolle über das Essen ist deutlich besser geworden. Selbst verletzt habe ich mich in der Zeit der Therapie auch nicht mehr. Mein Körpergefühl ist ganz gut. Ich kann mich akzeptieren, was natürlich nicht jeden Tag gleich ist.«

❖

»Seitdem ich nach Struktur esse, fühle ich mich stärker und selbstbewusster. Ich spüre viel mehr und schmecke auch deutlicher. Auch habe ich beobachtet, dass anstelle von Essen–Kotzen–Nichtessen viel mehr Emotionen spürbar werden – oft eine große Traurigkeit und Wut. Aber ich bin zuversichtlich, was meine Zukunft angeht. Natürlich achte ich darauf, dass ich mich nicht in Situationen begebe, in denen ich früher gefressen hätte. Ich bezeichne dies nicht als Mich-Austricksen, sondern vielmehr als Mich-selbst-Unterstützen. Seit ich im TCE bin, esse ich kaum noch alleine, auch nicht am Abend. Das ist eine sehr schöne und gute Erfahrung für mich – es schmeckt einfach besser in Gesellschaft anderer. Manchmal spüre ich aber noch den inneren Druck, mehr oder weniger zu essen, aber dann lenke ich mich sofort ab und hinterfrage meinen Fressdruck. Normalerweise erkenne ich die Situation gleich und spreche mir selber Mut zu. Ich merke auch, dass ich zunehmend die Angst vor dem Essen verliere. Ich entscheide, wann ich esse. Ich denke, dass das Essen nicht mehr Richtschnur meiner Tages- und Lebensplanung ist.«

Essen in der therapeutischen Wohngruppe in der ambulanten Phase

»Meiner Überzeugung nach ist das Wohnen in der therapeutischen WG der beste Schutz davor, nicht wieder in alte, kranke Essgewohnheiten zurückzufallen. Für mich war die Zeit nach der Tagklinik-Phase unendlich schwierig. Ich hätte nie geglaubt, wie schwer es mir fällt, den Alltag ohne Fressen und Kotzen auszuhalten. An manchen Tagen hatte ich das Gefühl, nur noch aus Fressdruck zu bestehen. Wenn ich die anderen aus der WG nicht gehabt hätte und gottlob noch habe, die mir zuhören, mich trösten und ablenken, wenn ich total gefrustet und genervt nach Hause komme, ich wäre längst rückfällig geworden.«

❖

»Ich habe mich mit Händen und Füßen gesträubt, in die TWG zu ziehen. Heute weiß ich, ich wollte mir eine Hintertür lassen nach der Tagklinik-Phase wieder mein Ding zu drehen, d.h. wieder auf ein Gewicht runterzugehen, das weit unter dem liegt, was ich heute habe und haben soll. Schön langsam kapiere ich, es gibt Erstrebenswerteres als Hungern, z.B. mit den anderen aus der WG zu reden, zu lachen, in die Disko zu gehen oder auch sich trösten zu lassen.«

❖

»Manchmal kommt es mir so vor, als seien die WG-Leute strenger als die Diätassistentinnen: Du nimmst zu wenig Butter, du isst zu schnell, denk an deine Zwischenmahlzeiten, du bewegst dich viel zu viel – aber für mich ist das genau richtig, wenn auch oft nervig.«

❖

»Mit dem Essen klappt es im Moment eigentlich ganz gut, d.h., ich esse meistens das, worauf ich Lust habe. Allerdings fällt es mir manchmal noch schwer, auch wirklich ehrlich zu mir zu sein und nicht doch wieder das Fettärmere zu wählen. Aber, wie gesagt, in letzter Zeit kriege ich das eigentlich ganz gut auf die Reihe. Bei ›schwierigen Gerichten‹ muss ich mir gut zureden oder mir von den anderen gut zureden lassen, bevor ich sie dann auch genießen kann. Ansonsten merke ich, dass ich viel, viel lockerer mit Essen umgehen kann und auch nicht mehr ganz so viel darüber nachdenke wie noch vor kurzem. Mit meinem Gewicht komme ich total gut klar, die Zahl macht mir überhaupt nichts aus, solange ich mich in meinem Körper wohl fühle.«

❖

»Ich komme gut zurecht, obwohl in der WG oft warm zu Abend gegessen wird, was mir zuerst Angst gemacht hat. Aber weil wir alle dasselbe essen, hält sich die Angst in Grenzen. Ich bin sehr froh, in der WG zu sein. Ich glaube, sonst wäre ich sehr gefährdet, wieder abzunehmen.«

❖

»Mein Körpergefühl kann ich zurzeit schwer einschätzen. An einem Tag kann ich mich so akzeptieren, wie ich bin, am anderen Tag wieder überhaupt nicht. Am Anfang fiel es mir noch leichter, doch seit ich meine Gewichtszunahme an meiner Kleidung bemerke, wird es immer schwerer, mich so anzunehmen, wie ich bin. Meine Beine reiben wieder aneinander, der Po ist runder geworden und die Hüften breiter. An Tagen, an denen es mir gut geht, sehe ich das alles lässiger und es stresst mich nicht. Es kommt auch schon vor, dass mich dann mehr Kilos auf der Waage nicht stören. Aber ich merke noch, dann, wenn es mir schlecht geht, wie viel ich an meinem Aussehen und an meinem Gewicht festmache. Und dann bin ich unheimlich froh, dass ich in einer WG lebe, in der wir uns gegenseitig helfen, wenn die Gewichtszunahme dazu führen könnte, wieder abnehmen zu wollen.«

Essen in der ambulanten Phase

»Ich wohne zwar nicht in einer therapeutischen WG vom TCE, aber ich habe in meiner WG viel von der Therapie im TCE erzählt und vieles, was Essen angeht, bei uns eingeführt, was allen gut tut und auch gefällt, z.B. kochen und essen wir viel häufiger zusammen und machen es uns dabei so richtig gemütlich.«

❖

»Mein Körpergefühl und mein Essverhalten scheinen ganz eng zusammenzuhängen. Wenn ich mit mir und meinem Körper zufrieden bin, habe ich keine Probleme beim Essen, auch nicht das Verlangen nach mehr. Restaurantbesuche kann ich genießen ohne Entscheidungsschwierigkeiten und Angst vor der Portionierung. Mein Hunger- und Sättigungsgefühl ist recht deutlich geworden, und ich habe das Gefühl, mich darauf verlassen zu können. Schwierigkeiten habe ich in der Gesellschaft von Menschen, die über nichts anderes zu reden wissen als über die neueste Diät, Figur und Abnehmen. Ich muss solche Menschen meiden, denn sie könnten mir gefährlich werden. Mindestens einmal in der Woche gehe ich in eine TWG zum Abendessen oder lade Patientinnen aus meiner Gruppe zu mir ein. Das ist ganz wichtig für mich.«

»In den letzten zwei Monaten geht es mir mit dem Essen ziemlich gut. Ich habe keinen Heißhunger mehr, weil ich regelmäßig Mahlzeiten zu mir nehme. Dadurch fällt es mir auch nicht mehr schwer, mich zu entscheiden, was ich essen möchte und darf. Allerdings halte ich mich noch ganz genau an die Essensstruktur, manchmal zwanghaft genau, so wie ich es im TCE gelernt habe. Das ist eine riesige Hilfe, aber irgendwann sollte ich anfangen, mich von der Struktur zu lösen und auf mein Hungergefühl zu achten.«

»Mit dem Essen geht es mir im Moment recht gut. Ich habe seit Monaten keinen Fressdruck mehr und komme mit meinen Portionen aus dem TCE sehr gut zurecht. Ich bin satt und verspüre nur vor dem Frühstück Hunger. Ab und zu habe ich allerdings noch Probleme damit, ob und wie viel Milch und Zucker oder Honig ich mir in den Tee tue. Auch fällt es mir noch schwer, einen Kakao einfach so zwischendurch zu trinken, wenn ich Lust darauf habe. Ich esse jetzt langsam, schlinge nicht mehr, esse keine Light-Produkte, denke nicht mehr über Essen nach und habe es schon geschafft, wieder im Restaurant zu essen. Das Schwimmen zweimal pro Woche tut mir sehr gut und entspannt mich. Seit dem TCE esse ich sehr oft mit anderen. In Gesellschaft bin ich nicht so in Gefahr, das Essen wichtiger zu nehmen, als es ist.«

»Es waren zwei aus meiner Klasse, die mich überredet haben, eine Therapie im TCE zu machen, eine davon war auch einmal magersüchtig. Jetzt, nachdem ich wieder in der Schule bin, helfen mir alle sehr. Sie laden mich ein und wollen viel von der Therapie wissen. Irgendwie, glaube ich, ist es nicht mehr so ›in‹ und ›cool‹ wie vorher in der Klasse, möglichst die Dünnste zu sein.«

»Zu Beginn der Therapie im TCE musste ich mich damit abfinden, dass ich nur in 500-gr-Schritten abnehmen durfte. Andererseits merkte ich, als ich dann abnahm, dass ich ganz stark auch an meinem

Speckpanzer hing und er durchaus seine Funktion hatte. Oft hatte ich Gedanken des schnellen Abnehmens zur gleichen Zeit im Kopf wie den Wunsch nach unbegrenztem Essen. Auch dachte ich am Anfang noch, dass ich in der ambulanten Phase wieder mein eigenes Ding drehen könnte. Meine jetzige Meinung dazu ist, dass ich auf gar keinen Fall wieder in die Ess-Störung reinrutschen möchte – nie wieder! Dass das nur von mir abhängt, ist mir nach meinem Rückfall im vierten Monat ganz klar geworden. Ich kann mir im TCE Hilfe holen, aber die Entscheidung liegt bei mir. Seit einer Woche stelle ich mir jeden Morgen bewusst die Frage, ob ich mich für oder gegen die Krankheit entscheide und ob ich auch die zeitweilig negativen Konsequenzen, z.B. Gefühle von Leere und Einsamkeit, in Kauf nehmen möchte. Meine Figur ist mir insofern wichtig, als ich Wert auf schöne Kleidung lege, die es meistens nur bis zu einer bestimmten Kleidergröße gibt. Ich empfinde es als erniedrigend und frustrierend, wenn ich mir nicht das kaufen kann, was ich möchte. Außerdem möchte ich nicht, dass mich mein Körper beim Sport behindert. Eine weibliche Figur mit Rundungen akzeptiere ich. Das Rauchen möchte ich auf gar keinen Fall wieder anfangen, sonst begebe ich mich vom Regen in die Traufe. Ich halte mir immer vor Augen, was ich schon alles geschafft habe: Ich habe bisher 8 kg abgenommen. Ich kann Lebensmittel wie Süßigkeiten auf Vorrat zu Hause haben und muss nicht alles sofort aufessen. Ich kann die früher verbotenen Lebensmittel, die ich nur in der Zunehmphase aß, heute mit Genuss essen. Ich bin es mir wert, meinem Körper und meiner Gesundheit nicht weiter zu schaden und dafür viel zu investieren. Wesentlich ist für mich: Ich habe im TCE gelernt, dass es viel wichtiger ist, Menschen zu haben, die mir viel mehr bedeuten als Essen zu verschlingen.«

❖

»Im TCE konnte ich zuerst die Verantwortung und Sorge für mein Essen an die Diätassistentinnen abgeben. Das empfand ich als ungemein erleichternd und befreiend, um endlich einen freien Kopf für meine wirklichen Probleme zu haben. Inzwischen fühle ich mich total verantwortlich für mich, auch was mein Essen angeht. Allerdings habe ich in der ambulanten Phase immer noch die Möglichkeit, auftauchende Essensprobleme zu klären und mir rechtzeitig Rat zu holen, bevor es zu Gewissensbissen oder Rückfällen kommen kann. Außerdem esse ich, so oft es geht, mit Leuten aus der Gruppe. Wir gehen zusammen essen oder laden uns gegenseitig ein.«

❖

»Ich wohne allein und komme mithilfe der Essensstruktur ganz gut zurecht. Langsam fange ich an, etwas lockerer mit den Essensplänen umzugehen und neue Nahrungsmittel auszuprobieren, das macht mir viel Spaß. Am schwersten fällt es mir noch, bei meinen Eltern zu Hause zu essen, vor allem dann, wenn ich genau spüre, wie mein Vater mich beobachtet und in seinem überheblichen Blick so etwas aufkommt wie: Na endlich ist sie vernünftig geworden und isst wieder so, wie es sich gehört. Dann möchte ich am liebsten sofort Messer und Gabel hinschmeißen, nicht weiteressen, aufspringen und wieder alles rauskotzen. Ich habe es bisher nicht getan, sondern mir in solchen Situationen gut zugeredet und mir gesagt, ich habe die Therapie für mich, nicht für meine Eltern gemacht. Den Rat aus meiner ambulanten Gruppe, die Besuche zu Hause auf ein Minimum zu beschränken, werde ich befolgen.«

»Geschafft habe ich bisher, dass ich keine Waage zu Hause habe – Wiegen nur im TCE! In 11 Monaten hatte ich keinen Rückfall, mache beim Essen kein Fernsehen oder Radio an, habe eine sichere Hand bei den Essensmengen, esse wieder alle Lebensmittel, kann problemlos Essen gehen oder Einladungen annehmen – ich halte es drei Wochen ganz ohne Wiegen aus, spüre Hunger und Sättigung und lasse meinen Körper zurzeit einfach selber machen – auf der Suche nach dem Set-Point. Als Ziele habe ich mir gesetzt:

- langsam von der Struktur loszulassen,
- neue Lebensmittel auszuprobieren,
- vorgegebene Mengen zu variieren,
- weiter nach Hunger und Sättigungsgefühl zu essen,
- regelmäßige Mahlzeiten einzuhalten,
- die Portionen B im Tagesverlauf nicht zu unterschreiten,
- Hunger durch Zwischenmahlzeiten zu stillen,
- mir ausreichend Zeit zum Essen zu nehmen,
- mich bei Unsicherheiten ans TCE oder Mitpatientinnen zu wenden,
- möglichst oft in Gesellschaft und nicht alleine zu essen,
- mich in schwierigen Zeiten exakt an die im TCE gelernte Struktur zu halten,
- mir für die Hauptmahlzeiten grundsätzlich 30 Minuten und für die Zwischenmahlzeiten 15 Minuten Zeit zu nehmen,
- beim Lernen das Essen nicht zu vergessen,
- mich noch lange an meinen Vertrag zu halten, bei den Mahlzeiten weder fernzusehen noch herumzulesen.«

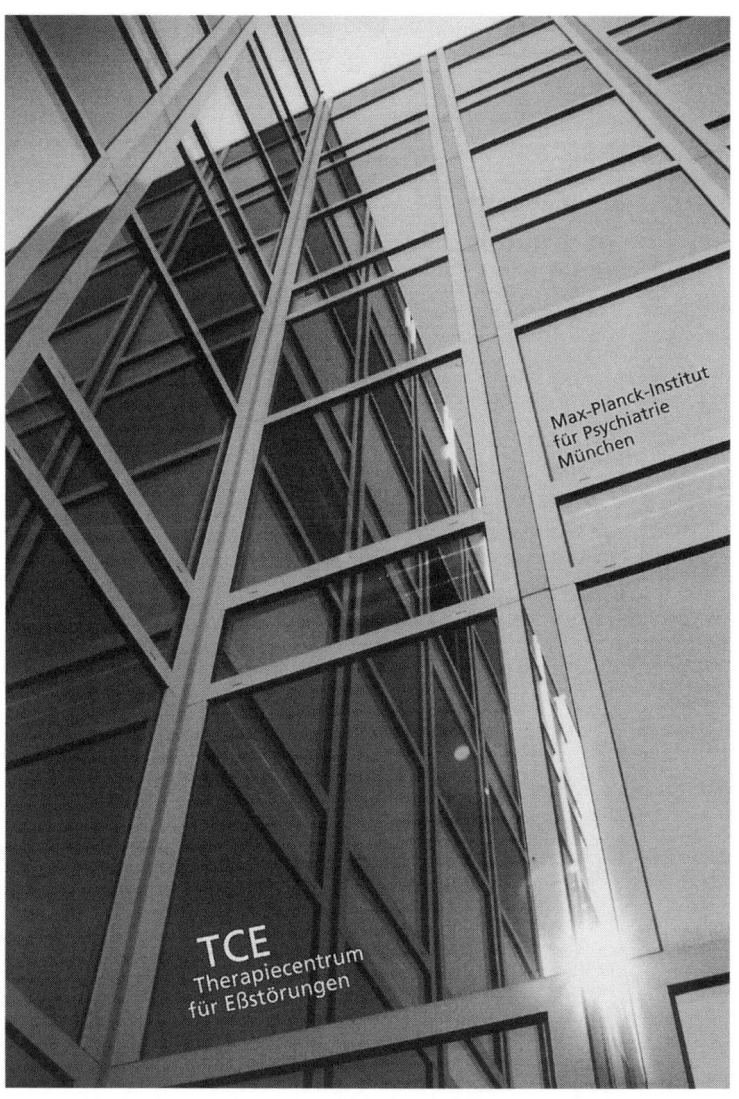

Max-Planck-Institut
für Psychiatrie
München

TCE
Therapiecentrum
für Eßstörungen

Wir danken allen Mitarbeiterinnen und Mitarbeitern
des TCE und allen Patientinnen, die zum Gelingen des Buches
beigetragen haben. Frau Irene Karampatses danken wir besonders
herzlich für ihre souveräne Textgestaltung.

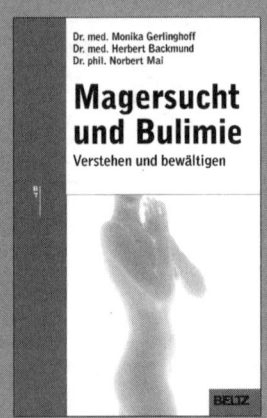